DR. MED. EVA DIMMENDAAL

Borreliose

Das Selbsthilfe-Programm

THEORIE

Ein Wort zuvor 5

AUSLÖSER UND AUSWIRKUNGEN . . 7

Was ist Borreliose? 8
Der Erreger 9
Der häufigste Überträger: die Zecke 12
Die Zecke und ihr Wirt 15
Das Risiko einer Borreliose-
Erkrankung. 17

Anzeichen und Verlauf der Krankheit . . . 22
Vielfältige Symptome 23
Diagnosemöglichkeiten 26
Der Krankheitsverlauf 32
Co-Infektionen 36

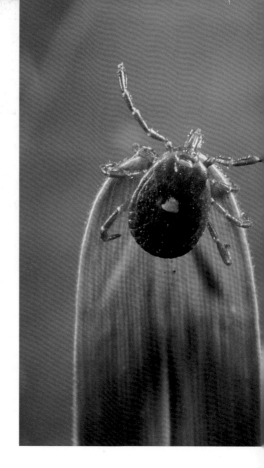

PRAXIS

DIE BEHANDLUNG VON
BORRELIOSE 41

Wissenswertes zur ganzheitlichen
Therapie 42
Der Antioxidanzien-Prozess 43
Neurotoxine und ihr Einfluss
auf das Milieu. 43
Aspekte zur Antibiotikatherapie 44
Übersäuerung – Ursachen
und Folgen 46

Die naturheilkundliche Therapie 56
Heilung mit Pflanzen. 57
Phytotherapie speziell bei Borreliose . . . 63
Ausleitung der Neurotoxine und
Entsäuerung 66
Ausleitung der Schwermetalle. 78

Begleitende Maßnahmen. 82
Schüßler-Salze 83
Homöopathie 86
Ernährung 91
Darmsanierung 106
Frequenztherapie 108

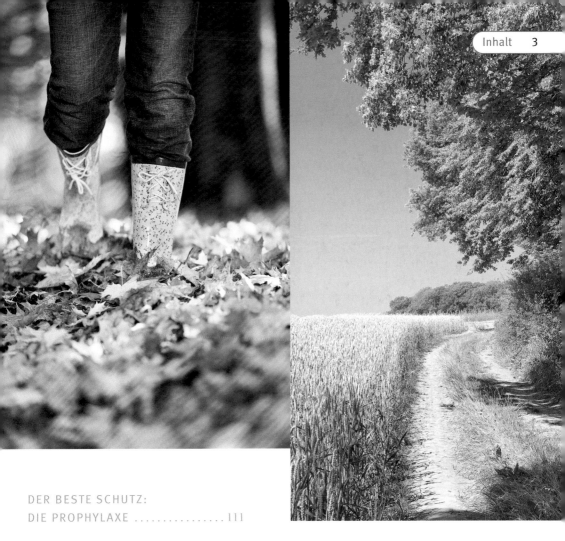

DER BESTE SCHUTZ:
DIE PROPHYLAXE 111

Gefahren erkennen und vorbeugen 112
Gute Tipps gegen Stiche 113
Der eigene Garten als
zeckenfreie Zone 115

Ein Zeckenstich – und nun? 116
Herausziehen oder herausdrehen? 117
Vielfältige Hilfsmittel 117
Erste Maßnahmen nach
dem Zeckenkontakt 120

SERVICE

Bücher, die weiterhelfen 122
Adressen und Links,
die weiterhelfen 123
Sachregister........................ 124
Heilmittelregister 126
Impressum 127

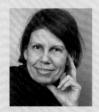

Dr. med. Eva Dimmendaal studierte Medizin in Düsseldorf und Essen und war nach ihrem Studium zunächst als Anästhesistin tätig. Als der Wunsch nach einem ganzheitlichen Therapiekonzept immer größer wurde, studierte sie in verschiedenen naturheilkundlichen Praxen und Kliniken ganzheitliche Therapieformen. Zuletzt arbeitete sie drei Jahre im Borreliose-Centrum Augsburg, wobei sie sich auf das Thema naturheilkundliche Therapie bei Borrelien-Infektion und ihre Co-Infektionen spezialisierte. Im Juni 2009 begann Frau Dr. Dimmendaal eine Ausbildung für Phytotherapie bei der schweizerischen medizinischen Gesellschaft für Phytotherapie an der Hochschule Zürich. Sie ist Mitglied der Deutschen Borreliosegesellschaft.
Frau Dr. Dimmendaal lebt mit ihren beiden Kindern in Augsburg und führt dort eine eigene Praxis.

EIN WORT ZUVOR

In den letzten Jahren entwickelte sich die Borreliose immer mehr zu einer Zivilisationskrankheit. Ursache dieser Erkrankung sind Bakterien, die überwiegend durch Zecken, aber auch durch Insekten übertragen werden. Die Zeckenpopulation scheint aufgrund der fortschreitenden Klimaveränderung kontinuierlich zuzunehmen, und damit steigt auch die Zahl der Neuerkrankungen. Borreliose ist eine Krankheit mit vielfältigen Symptomen und – leider – zahlreichen Fehldiagnosen. Chronische Erschöpfung, Kopfschmerzen, Gliederschmerzen, Nahrungsmittelunverträglichkeit, Ein- und Durchschlafschwierigkeiten, Verwirrtheit, Stimmungsschwankungen und vieles mehr kann auch anderen Erkrankungen zugeordnet werden. Die Borreliose bleibt häufig lange Zeit, manchmal sogar Jahre, unerkannt. An den möglicherweise auslösenden Zeckenstich erinnert sich nicht jeder. Stattdessen beginnt für viele Patienten irgendwann ein Leidensweg von Arzt zu Arzt. Aus naturheilkundlicher Sicht ist für die Borreliose und ihre Co-Infektionen die starke Übersäuerung des menschlichen Organismus verantwortlich, die vorwiegend auf Stress, Umweltgifte und eine falsche Lebensweise zurückzuführen ist und den Borrelien ein ideales Milieu mit besten Lebensbedingungen beschert.
In diesem Buch mache ich Sie deshalb – neben den Zusammenhängen zwischen der Erkrankung und den Abläufen im Körper – mit einer ganzheitlichen Therapie vertraut. Dazu gehören auch die Ausleitung der Gifte sowie eine basische Ernährung. Beide Maßnahmen helfen, das Gleichgewicht des Körpermilieus wieder herzustellen und damit gegen Infektionen resistenter zu machen. Die Borreliose und Ihre Co-Infektionen sind keine auswegose Situation, sondern eine Herausforderung an unsere Persönlichkeit, die uns auf allen Ebenen die Chance gibt, etwas zu verändern.

Dr. med. Eva Dimmendaal

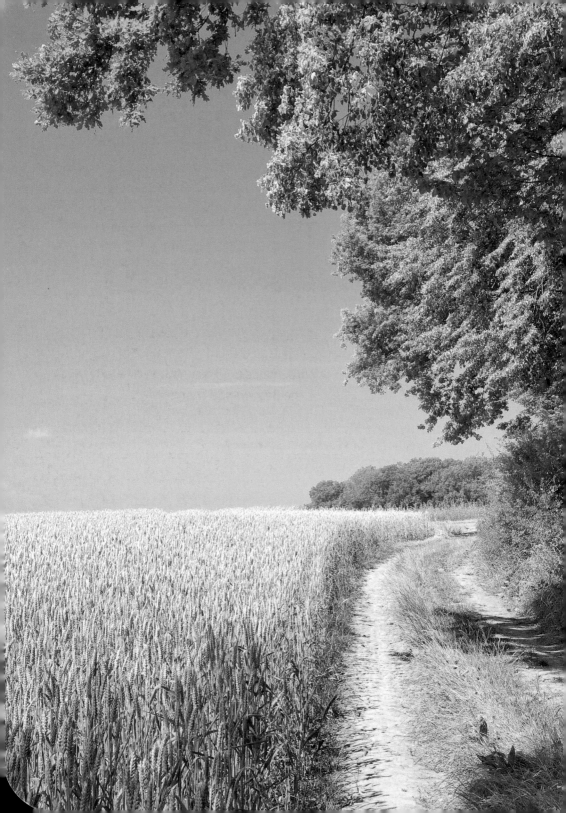

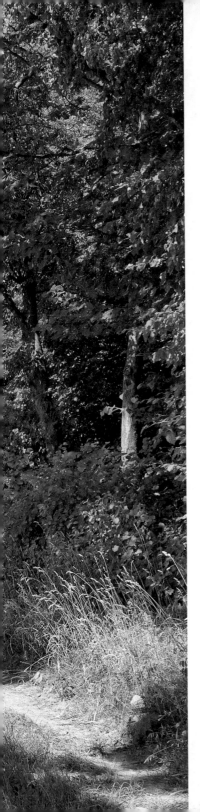

AUSLÖSER UND AUSWIRKUNGEN

Borreliose, ausgelöst durch das Bakterium Borrelia burgdorferi, ist seit den 1970er Jahren in den Fokus der Medizin gerückt. Sie kann zahlreiche, sehr unterschiedliche Beschwerden hervorrufen.

Was ist Borreliose?   8

Anzeichen und Verlauf der Krankheit   22

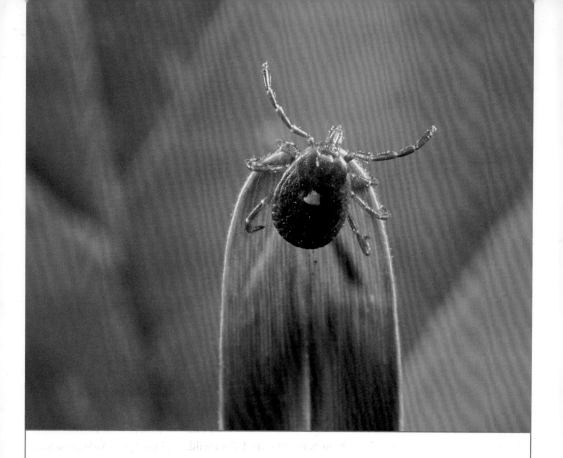

Was ist Borreliose?

Borreliose ist eine Infektionskrankheit. Erreger dieser Infektion ist das Bakterium Borrelia burgdorferi. Es wird im Wesentlichen durch den Gemeinen Holzbock, eine Zeckenart, beim Saugen von Blut auf den Menschen übertragen. Das geschieht etwa acht bis zwölf Stunden nach dem Einstich. Die Krankheit durchläuft verschiedene Stadien und wird immer häufiger chronisch. Dennoch hat nicht jeder Zeckenstich gleich eine Infektion oder gar eine akute Borreliose-Erkrankung zur Folge.

Der Erreger

Borreliose wird von der Bakteriengattung Borrelia verursacht, die nach dem französischen Bakteriologen Amédée Borrel benannt ist. Die Borrelia gehört – wie der Erreger der Syphilis – zur Gattung der Spirochäten, einer Gruppe spiralförmiger Bakterien, die einen sehr flexiblen, dünnen und lang gestreckten Körper besitzen. Da Spirochäten auch durch sexuellen Kontakt übertragen werden, wird derzeit diskutiert, ob Borrelien ebenfalls sexuell übertragen werden können.

Borrelia burgdorferi

Auslöser einer Borreliose sind verschiedene Borrelien-Arten, in erster Linie die Borrelia burgdorferi, aber auch die in Deutschland weitverbreiteten Borrelia afzelii und Borrelia garinii. Der Erreger Borrelia burgdorferi ist 10 bis 30 Mikrometer lang und 0,2 Mikrometer breit. Im Gegensatz zu den meisten anderen Spirochäten lässt er sich durch die Standardfärbemethode für Bakterien und durch die Dunkelfeldmikroskopie (Seite 31) nachweisen. Borrelien leben vor allem in kleinen Säugetieren wie Mäusen und Ratten, aber auch in Vögeln, Hasen, Rehen, Rot- und Damwild. Nach dem heutigen Stand der Wissenschaft scheinen diese Wirte keine Symptome zu entwickeln. Anders sieht es dagegen aus, wenn Borrelien durch einen Überträger in ein Haustier oder in den Menschen gelangen. Dann kann sich – je nach körperlicher Verfassung, Immunstatus, Menge der aufgenommenen Erreger – aus der Infektion eine akute Borreliose entwickeln.

ANDERE ZECKEN – ANDERE KRANKHEITEN

In Europa sind noch weitere Zeckenarten als Auslöser gefährlicher Krankheiten bekannt. Dazu zählt die Auwald-Zecke, von der häufig Hunde befallen sind. Deshalb wird die von ihr übertragene Babesiose auch Hunde-Malaria genannt.

Besonderheiten des Erregers

Borrelien besitzen verschiedene Eigenschaften und Fähigkeiten, die für ihr eigenes Überleben im Wirt und für den Verlauf einer Infektion von großer Bedeutung sind. Naturgemäß wirken sich diese »Qualitäten« auf den Wirt durchweg negativ aus.

Veränderung der Gestalt

Die Bakterien können ihre dünne, längliche Form je nach Anforderung ihrer Umgebung abwandeln und beispielsweise eine Kugelform annehmen. Unter besonderen Bedingungen sind sie sogar in der Lage, ihre Zellwand aufzulösen und als sogenannter Sphäroblast weiter zu existieren. Dies hat den Vorteil, dass die auf der Zellwandoberfläche sitzenden Antigene von den Immunzellen nicht mehr erkannt und die Borrelien somit nicht angegriffen werden können. Außerdem können sich Borrelien in kürzester Zeit einkapseln und bei ungünstigen Umweltbedingungen über einen längeren Zeitraum ohne Stoffwechsel überleben. Weder das Immunsystem noch Antibiotika können sie dann erreichen.

Leben in und außerhalb von Zellen

Das Bakterium besitzt die Fähigkeit, aktiv in Zellen einzudringen, mithilfe von Enzymen ein Loch in die Zellmembran zu schneiden, den Zellkern abzutöten und die leere Hülle als Tarnung gegenüber vorhandenen natürlichen Abwehrzellen zu benutzen. Borrelien benötigen kaum Sauerstoff.

Im extrazellulären Raum können sie sich nicht nur gut fortbewegen, sondern auch in Geweben bestens überleben, die wenig durchblutet sind und damit vom Immunsystem schlecht erreicht werden. Dazu zählen beispielsweise das Nerven- und Bindegewebe sowie die Muskel- und Sehnenansätze.

Die langen, spiralförmigen Bakterien Borrelia burgdorferi können sich um sich selbst drehen und sich so in ihren Wirt hineinschrauben.

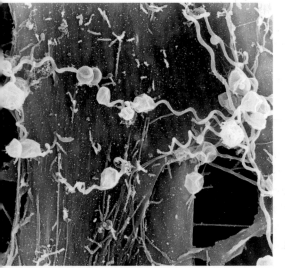

Art der Fortbewegung

Dank der Schraubenform und der an den beiden Enden befindlichen geißelartigen Arme kann sich Borrelia burgdorferi um sich selbst drehen und sich sowohl in flüssigem Medium wie Blut oder Lymphe als auch im Gewebe des Wirts gut fortbewegen. Dadurch kann der Erreger aktiv sämtliche Organe und Gewebe erreichen und schädigen. Bakteriologen vermuten, dass sich die Geißeln im Bündel gegeneinander längs verschieben und sich auf diese Weise in das Medium nicht nur schrauben, sondern auch schlängeln können. Bislang ist dieser Mechanismus jedoch noch ungeklärt.

Aufbau der Zellwand

Borrelien haben eine kompliziert aufgebaute Zellwand, die aus drei Schichten besteht. Auf der äußersten befinden sich spezielle Lipoproteine (Antigene). Das sind Verbindungen aus Eiweiß und Fett, die Schutz vor den Abwehrzellen des Immunsystems des Wirts bieten. Sie verhindern, dass das Bakterium als körperfremder Eindringling erkannt und vernichtet wird. Die Bildung der Lipoproteine wird von 150 Genen gesteuert (zum Vergleich: Bei anderen Bakterien sind es selten mehr als zehn), wodurch sich die Struktur der Oberfläche rasch verändern kann, falls es die Situation oder die Umweltbedingungen erfordern. Außerdem sitzen in der Zellwand 21 Plasmide, winzige, ringförmige DNA-Moleküle, die nur in Bakterien vorkommen. Durch sie ist das Bakterium in der Lage, Informationen über die Immunabwehr seines Wirts aufzunehmen und auf Antibiotika zu reagieren.

Produktion von Nervengiften

In den USA konnte nachgewiesen werden, dass die von Borrelien ausgeschiedenen Abfallprodukte, sogenannte Neurotoxine (Nervengifte), für chronische Entzündungsprozesse und damit für die Beschwerdesymptome verantwortlich sind. Neurotoxine aktivieren entzündungsfördernde Zytokine (Signalmoleküle des Immunsystems). Sie wandern gebunden an Fettmoleküle durch den Gallengang, werden über den Stuhl ausgeschieden und bei einem verlangsamten Stoffwechsel zurückgeführt. Dadurch erhöht sich die Konzentration der Nervengifte, und die Beschwerdesymptomatik verstärkt sich (Seite 24).

Vermehrung und Reproduktion

Die meisten Bakterien vermehren sich explosionsartig. Sie können sich innerhalb von 15 oder 20 Minuten teilen. Borrelien dagegen haben einen relativ langen Vermehrungszyklus und teilen sich nur alle 12 oder 24 Stunden. Der lange Vermehrungszyklus erklärt, weshalb bei Borreliose Antibiotika wesentlich länger eingesetzt werden müssen als bei anderen Infektionen und warum Beschwerden häufig in Phasen auftreten.

WICHTIG

Borreliose kann nicht nur durch Zecken, sondern auch durch Insekten übertragen werden. Treten nach dem Stich von Mücken, Bremsen, Läusen oder Flöhen eine Wanderröte oder Symptome auf, die auf eine Infektion hindeuten, sollten Sie einen Arzt aufsuchen.

Der häufigste Überträger: die Zecke

Mit Beginn der warmen Jahreszeit tauchen in den Schaufenstern von Apotheken regelmäßig Schilder und Tafeln auf, die eindringlich vor Zecken warnen, welche ebenso wie manche Insekten Borreliose und andere sogenannte Co-Infektionen übertragen können. Zecken sind winzige Spinnentiere und gehören zu den Milben. Viele Zeckenarten, wie der gemeine Holzbock oder die Schafzecke, sind in Mitteleuropa beheimatet.

Für die Mehrzahl aller Infektionen ist der Gemeine Holzbock (Ixodes ricinus) verantwortlich, ein drei bis fünf Millimeter großes Spinnentier aus der Familie der Schildzecken. Er lebt als Parasit an Säugetieren, zu denen auch der Mensch zählt, seltener an Vögeln und Reptilien. Der wissenschaftliche Name rührt daher, dass die Zecke wie Ricinussamen aussieht. Ihr Körper ist zweigeteilt: ein kopfartiges Vorderteil, das die Mundwerkzeuge mit dem Stechapparat trägt, und ein größeres, sackartiges Hinterteil, das die Blutnahrung aufnimmt. Auffällig ist, dass sich die Weibchen deutlich von den Männchen unterscheiden. Während Letztere auf dem Rücken ein derbes Chitinschild tragen, besitzen die Weibchen nur ein schwach ausgeprägtes Schild. Dadurch kann ihr Hinterleib während des Blutsaugens auf die zehnfache Größe anschwellen und mehrere Tausend Eier aufnehmen.

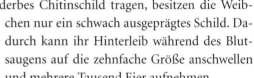

Die Entwicklungsschritte des Gemeinen Holzbocks von der Larve zum adulten Tier ereignen sich in der Regel im selben Intervall.

Entwicklung des Gemeinen Holzbocks

Eine Zecke kann ein Lebensalter von bis zu sechs Jahren und eine Größe von bis zu viereinhalb Millimetern erreichen. Die Weibchen sind meist größer, um genug Blut für die Produktion der Eier aufnehmen zu können. Der Gemeine Holzbock durchläuft drei charakteristische Entwicklungsstadien, wofür er in der Regel zwei bis vier Jahre benötigt. Bevor das Tier die nächste Entwicklungsstufe erreicht, muss es Blut aufnehmen.

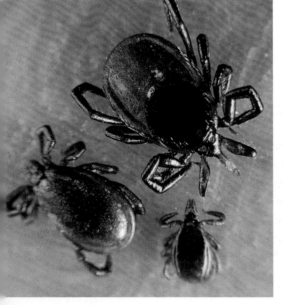

Stadium 1: die Larve

Aus dem Ei schlüpft zunächst eine durchsichtige, etwa 0,5 Millimeter große Larve mit nur sechs Laufbeinen. Sie lebt in feuchtwarmen Laub- und Grasschichten, Sträuchern und Büschen bis zu einer Höhe von ungefähr 20 Zentimetern. Ihr Wirt ist vorzugsweise ein kleines Säugetier, etwa eine Maus, ein Igel oder eine Katze, sehr selten der Mensch. Da die Eier der Zecken keine Borrelien enthalten, nimmt die Larve erst bei diesem Saugakt den Erreger in sich auf und hat nach drei bis fünf Tagen das Zehn- bis Zwanzigfache an Gewicht zugelegt. Bei entsprechend warmen Temperaturen und hoher Luftfeuchtigkeit beginnt sie sich zu häuten, eine Prozedur, die mehrere Tage dauern kann.

Stadium 2: die Nymphe

In ihrem zweiten Entwicklungsstadium, Nymphe genannt, ist die Zecke ein bis zwei Millimeter groß und besitzt bereits die für Spinnentiere charakteristischen acht Laufbeine. Sie hält sich in Büschen und hohem Gras bis zu 80 Zentimetern auf. Als Wirt dienen vorzugsweise Mäuse und Hasen, aber auch Füchse. Nymphen können bereits den Menschen befallen und sind in der überwiegenden Zahl der Fälle für die Übertragung von Borrelien verantwortlich.

Stadium 3: die adulte Zecke

Die sogenannte adulte Zecke hat mit etwa viereinhalb Millimetern das Erwachsenenstadium erreicht und findet sich in Sträuchern bis zu 120 Zentimetern Höhe, gelegentlich sogar auf Bäumen bis zu 180 Zentimetern. Sie sucht sich als Wirt bevorzugt größere Säugetiere wie Rehe, Rot- und Damwild, Hunde, Katzen und natürlich auch den Menschen. Während das Männchen in diesem Stadium nur noch wenig oder gar kein Blut mehr aufnimmt, braucht das Weibchen als Energiereserve für die Produktion der Eier eine große Menge davon. Dementsprechend kann der Saugakt bis zu 20 Tage dauern. Nach der Paarung legt das Weibchen die Eier an einer geschützten Stelle im Boden ab. Sobald die Larven geschlüpft sind, beginnt der Zyklus aufs Neue.

NUR LARVEN FALLEN AUS DEM NEST

Es stimmt nicht, dass Zecken sich von hohen Bäumen auf ein Opfer fallen lassen. Stattdessen lauern sie darauf, dass sie von ihrem potenziellen Wirt im Vorbeigehen abgestreift werden. Lediglich Larven lassen sich auf der Suche nach Feuchtigkeit schon mal aus einem Vogelnest fallen.

Lyme-Borreliose – die Entdeckung einer neuen Krankheit

Lyme-Borreliose ist eine Infektionskrankheit mit einem vielschichtigen Krankheitsbild. Jedes Organ, das Nervensystem, die Gelenke sowie das Gewebe können befallen werden und das nicht nur in der freien Natur und in ländlichen Gebieten, sondern auch in den Städten. Die Krankheit ist heute über die ganze Welt verbreitet und zählt in den gemäßigten Klimazonen zu den häufigsten durch Zecken übertragenen Infektionskrankheiten. Dabei liegt ihre Entdeckung noch nicht einmal 40 Jahre zurück.

Die ersten Infektionen

Im Frühsommer 1975 wurde in den beiden Orten Lyme und Old Lyme im US-Bundesstaat Connecticut bei Erwachsenen sowie auch bei Kindern und Jugendlichen eine spezielle Form von Gelenkentzündung (Arthritis) festgestellt. Zunächst vermutete man, dass es sich um die sogenannte juvenile rheumatoide Arthritis handeln könnte. Doch bald kamen weitere Beschwerden hinzu, und auf Drängen der Einwohner der beiden Orte, in denen die Symptome aufgetreten sind, wurde die Yale-University mit der Untersuchung der Fälle beauftragt.

Man fand schnell heraus, dass die Krankheit meist mit einem roten, schnell größer werdenden Fleck auf der Haut begonnen hatte, und brachte dies mit einem Stich der in den umliegenden Wäldern vorkommenden Hirschzecke in Verbindung. Die zunächst als Lyme-Arthritis bezeichnete Infektionskrankheit war damit erkannt. Doch es dauerte noch mehrere Jahre, bis auch endlich der dafür verantwortliche Erreger gefunden wurde.

Willy Burgdorfer, der Entdecker des Erregers

1981 konnte Willy Burgdorfer das später nach ihm benannte Bakterium Borrelia burgdorferi erstmals aus Zecken (in Deutschland Ixodes ricinus, in den USA Ixodes dammini) isolieren. Ein Jahr später gelang es dem Arzt und Bakteriologen, der in den 50er Jahren die US-amerikanische Staatsbürgerschaft angenommen hatte, den gesuchten Erreger im Labor zu züchten.

Schutzimpfung nicht möglich

Eine Impfung, die vor Borreliose schützt, gibt es nicht – im Gegensatz zur wesentlich seltener auftretenden FSME (Frühsommer-Meningoenzephalitis, umgangssprachlich Hirnhautentzündung), die ebenfalls durch Zecken auf den Menschen übertragen, aber durch einen anderen Krankheitserreger verursacht wird. Auch wenn eine Borreliose erkannt und erfolgreich behandelt wurde, ist man für die Zukunft nicht immun: Man kann jederzeit erneut infiziert werden. Vorbeugende Maßnahmen, die Sie selbst ergreifen können, lesen Sie ab Seite 111.

Lebensraum und Aktivzeiten des Holzbocks

Der Gemeine Holzbock kommt vor allem in den gemäßigten Zonen Europas bis in Höhen von 2000 Metern vor. Er bevorzugt feuchtwarme Standorte mit hoher Luftfeuchtigkeit und Temperaturen über 10 °C. Dementsprechend sind die Zecken oft an Waldrändern und auf Waldlichtungen, in Wiesen mit hochwüchsigen Gräsern und an Flussufern zu finden, außerdem auch in der Streuschicht von Laub- und Mischwäldern und besonders im Übergang zwischen Wegrändern und Hecken mit Gräsern, krautartigen Pflanzen und niedrigem Gestrüpp. Entgegen landläufiger Meinungen sind Zecken das ganze Jahr über aktiv, wozu auch die milden Winter der letzten Jahre beigetragen haben. Extrem niedrige Temperaturen unter dem Gefrierpunkt oder Perioden langer Trockenheit können sie in einer Art Starre überstehen. Sobald die Temperaturen jedoch 3 bis 4 °C übersteigen, erwachen sie aus dem Kälteschlaf und gehen auf Nahrungssuche. Ihre höchste Aktivität entwickeln sie vom Frühling bis in den Spätherbst. Im Hochsommer ist es ihnen mitunter zu heiß und zu trocken. Dann nimmt die Aktivität etwas ab.

Die Zecke und ihr Wirt

Die meisten Zeckenarten besitzen keine Augen, bei anderen ist der Gesichtssinn nur schwach ausgeprägt. Um einen geeigneten Wirt zu finden, bedienen sie sich einer speziellen Vorrichtung, des sogenannten Hallerschen Organs. Dabei handelt es sich um einen grubenförmigen Chemorezeptor, der mit speziellen Sinnesborsten versehen ist und am letzten Glied des ersten Beinpaares sitzt. Mithilfe dieses Organs kann die Zecke Stoffe wie Ammoniak, Kohlendioxid, Milchsäure und vor allem Buttersäure erkennen, die vom möglichen Wirt über Atem und Schweiß abgegeben werden. Besonders gefährdet sind Menschen, deren Körper übersäuert ist, was sich in »saurem Schweiß« niederschlägt (Seite 113).

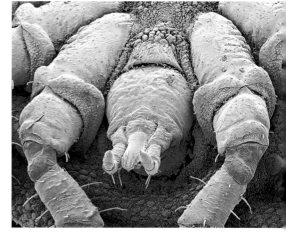

Mithilfe des Hallerschen Organs erkennt die Zecke Milchsäure, Ammoniak und andere Stoffe und ortet so ihre Beute.

In Lauerstellung

Während die Zecke auf einen geeigneten Wirt wartet, nimmt sie eine typische Lauerstellung ein, indem sie sich mit den hinteren Beinpaaren festklammert und das vorderste Beinpaar ausstreckt und leicht schwenkt, um mit dem Hallerschen Organ Sinnesreize aufnehmen zu können. Sobald sich der Wirt nähert, was die Zecke außer an den chemischen Reizen auch an der Veränderung des Lichts von hell zu dunkel bemerkt, ist sie bereit, von ihm im Vorbeigehen abgestreift zu werden. Auf dem Körper des Wirts krabbelt sie dann so lange herum, bis sie eine passende Einstichstelle gefunden hat. Das sind vor allem dünne, feuchtwarme, gut durchblutete Hautstellen wie Kniekehle, Achselhöhle, Schambereich, Leiste, Haaransatz oder Zehenzwischenräume. Auch die zarte Haut hinter den Ohren zählt dazu.

Beim Blutsaugen

Hartnäckig hält sich die Meinung, Zecken würden beißen. Richtig ist jedoch, dass sie mithilfe ihrer Mundwerkzeuge stechen und das Blut des Wirts über einen Rüssel einsaugen. Sie ritzen mit ihren beiden scherenartigen Fortsätzen ein winziges Loch in die Haut und schieben ihren mit vielen Widerhaken versehenen Stechapparat hinein. Dieser wird überdies mit einer Art Klebstoff fest verankert, was es zusätzlich erschwert, die Zecke zu entfernen.

Genau wie manche stechende Insekten gibt die Zecke, bevor sie mit dem Blutsaugen beginnt, Speichel in die Wunde ab. Dieses Sekret enthält einen gerinnungshemmenden Stoff, der für eine reibungslose Aufnahme des Blutes sorgt, sowie ein Betäubungsmittel, wodurch der Wirt den Stich nicht spürt. Dies ist von Bedeutung, da die Zecke im Gegensatz zu Insekten oft mehrere Stunden oder sogar Tage an ihrem Opfer festsitzt und saugt. Ein entzündungshemmender Stoff bewirkt obendrein, dass keine normale Wundreaktion einsetzt und die körpereigenen Abwehrzellen des Wirts an der Einstichstelle nicht eingreifen.

LANGES SAUGEN ERHÖHT RISIKO
Je länger eine durchseuchte Zecke beim Wirt Blut gesaugt hat, desto höher ist das Risiko, dass Borrelien übertragen wurden.

Leider behält die Zecke nicht alle aufgenommenen Bestandteile des Blutes im Magen, sondern filtert die roten Blutkörperchen heraus und leitet die nicht benötigte Blutflüssigkeit zusammen

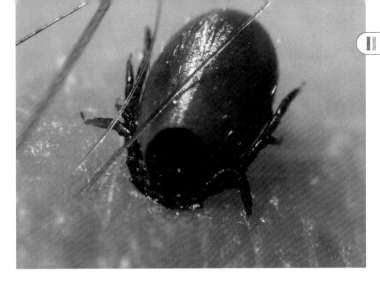

Die weibliche Zecke hat sich auf menschlicher Haut fest-gesetzt. Ihr praller Hinterleib zeigt, dass sie sich bereits mit Blut vollgesaugt hat.

mit unverdaulichen Bestandteilen wieder in den Blutkreislauf ihres Wirts zurück. Mit diesem Mageninhalt können auch weitere Erreger übertragen werden, die die Zecke zuvor von einem anderen Wirt aufgenommen hat, beispielsweise Chlamydien (Seite 37). Ob die Zecke diese Krankheitserreger an ihre Nachkommen weitergeben kann, ist noch nicht erwiesen.

Das Risiko einer Borreliose-Erkrankung

Nicht jeder Borrelien-Infizierte erkrankt auch an einer Borreliose. So wurde 2008 bei etwa 20 Prozent einer getesteten Risikogruppe mit Jägern und Förstern ein positiver Borrelientiter nachgewiesen. Der Titer ist die Maßangabe für Verdünnungen von Antikörpern und Antigenen (die das Immunsystem bildet), die gerade noch eine positive Reaktion ergeben. Die Testpersonen müssen also irgendwann einmal mit Borrelien infiziert worden sein, dennoch litten sie nicht an borreliosespezifischen Symptomen. Warum das so ist, erfahren Sie auf Seite 44.

Infektionsgefahr: praktisch überall

Borrelia burgdorferi ist weltweit verbreitet, und Borreliose ist in der nördlichen Hemisphäre die häufigste von Zecken übertragene Erkrankung. In Deutschland bestand vormals ein deutliches Nord-Süd-Gefälle, was die Durchseuchung von Zecken wie den Gemeinen Holzbock (Seite 12) betrifft. Mittlerweile haben sich die Verhältnisse angeglichen, und der Erreger kommt von den Alpen bis zur Nord- und Ostsee vor. Das bedeutet, Sie können sich in ganz Deutschland – im Gegensatz zu der durch Viren hervorgerufenen FSME – mit Borreliose infizieren, und das nicht nur bei einer Wanderung in freier Natur. Auch in stadtnahen Gebieten und in den Städten selbst, auf dem Spielplatz, beim Spazierengehen mit dem Hund oder beim Picknick im Park, besteht diese Gefahr.

Befallene Zecken

Je nach Region schwankt die mit Borrelien durchseuchte Zeckenrate dennoch ganz erheblich. Sie reicht von etwa fünf bis weit über 40 Prozent, im Durchschnitt sind in Deutschland 20 Prozent der Zecken von Borrelien befallen. In Hochrisikogebieten werden 30 bis 50 Prozent mit Borrelien durchseuchte Zecken vermutet: In der Region Konstanz am Bodensee lag die mittlere Infektionsrate der Zecken mit Borrelien bei 35 Prozent, im Englischen Garten und in den Isarauen Münchens waren etwa 30 Prozent der gefundenen Zecken mit Borrelien verseucht.

Nach dem derzeitigen Stand der Forschung ist die Übertragung der Borrelien frühestens zehn bis 24 Stunden nach dem Zeckenstich möglich. Erfahrungen aus der Praxis zeigen aber, dass eine Infektion mit Borrelien bereits nach wenigen Stunden erfolgen kann. Am höchsten scheint das Risiko, dass die Bakterien in den menschlichen Körper gelangen, nach 48 bis 72 Stunden zu sein. Oft wird ein Zeckenstich überhaupt nicht bemerkt und Borreliose demzufolge erst spät (manchmal erst nach Jahren) erkannt.

Neuinfektionen und Neuerkrankungen

Über die Zahl der jährlichen Neuinfektionen beziehungsweise Neuerkrankungen gibt es für Deutschland nur Schätzungen, da eine generelle Meldepflicht in den alten Bundesländern fehlt. Je nach Studie variieren die Zahlen stark. So weisen Statistiken einer Krankenkasse für das Jahr 2008 aus, dass sich jährlich zwischen 500.000 und 750.000 Menschen neu infizieren. Andere Statistiken gehen von 50.000 bis 160.000 Fällen aus. Unstrittig ist, dass die Borreliose wegen ihres immer häufigeren Auftretens inzwischen zu den Zivilisationskrankheiten zählt.

FALLBEISPIELE AUS MEINER PRAXIS

Frau H., 49 Jahre:
Seit ihrem Aufenthalt in Indien litt sie an zunehmend schlimmer werdenden Beschwerden wie großer Müdigkeit mit Schlafstörungen, starker Erschöpfung, Konzentrationsstörungen, heftigen Gelenkschmerzen am ganzen Körper mit wechselnder Lokalisation und vor allem an unerträglichen Muskelschmerzen. Sie gab an, sich nicht an einen Zeckenkontakt erinnern zu können, wobei sie sich natürlich viel in der Natur aufgehalten habe. Bei genauerem Nachfragen waren der Patientin Beschwerden, die als Folge der Borreliose auftreten, in abgeschwächter Form bekannt. Außerdem berichtete Frau H., sie habe sich für ihren Auslandsaufenthalt gegen Polio, Diphtherie, Tetanus, Gelbfieber und Hepatitis impfen lassen.
Es stellte sich heraus, dass Frau H. unter einer chronischen Borreliose litt, die das Immunsystem bis zur erfolgten Impfung problemlos kompensiert hatte. Nach der Impfung war dieses jedoch so stark überlastet, dass die Borreliose zum Ausbruch kam.

Anna, 6 Jahre alt:
Als das Mädchen zu mir kam, hatte es eine dreiwöchige Antibiotikatherapie verabreicht bekommen, die von der Hausärztin aufgrund eines Zeckenstichs verordnet wurde. Sie befand sich in einem sehr schlechten Allgemeinzustand. Eine ausführliche Anamnese ergab

unter anderem, dass Anna bereits in der Vergangenheit – erstmalig mit etwa zweieinhalb Jahren – Zeckenkontakt hatte. Ein Erythem (Wanderröte) war nie aufgetreten, auch nach dem letzten Zeckenkontakt nicht. Anna hat die üblichen Kinderschutzimpfungen erhalten. Ihr Verdauungstrakt reagiert empfindlich auf Störungen – vor allem Magen und Darm.
Nach der Einschulung ist sie durch Konzentrationsstörungen aufgefallen. Nach dem letzten Zeckenkontakt sind grippeähnliche Beschwerden mit starker Müdigkeit, schlechtem Allgemeinbefinden und Gelenkschmerzen in den Knien aufgetreten. In der Borreliose-Serologie fand sich ein positiver Wert im Elisa und ein grenzwertig positiver Wert im Immunoblot (beides Diagnosemöglichkeiten, Seite 26), weshalb die Hausärztin von einer Borrelien-Infektion ausging und eine Antibiotikatherapie einleitete. Bereits nach eineinhalb Wochen hat Anna mit Magen-Darm-Beschwerden reagiert. Da die Borreliose-Symptomatik noch vorhanden war beziehungsweise sich eher verschlechtert hatte, wurde die Therapie fortgeführt.
Ich lernte Anna als ein völlig erschöpftes Mädchen kennen, das nach Zungenbefund und Blickdiagnostik vor allem stark übersäuert und deutlich dehydriert (ausgetrocknet) war. Außerdem klagte das Kind über starke Übelkeit und Magenschmerzen. Die Antibiotikatherapie setzte ich sofort ab und begann

stattdessen mit einer bewusst milden Phytotherapie (Kräutertherapie, Seite 63), um die Übersäuerung nicht weiter zu forcieren. Außerdem wurde verstärkt auf die Trinkmenge geachtet, und Vitamine sowie Mineralien wurden auf natürliche Weise, wie beispielsweise mit Sanddornsaft und spezifischer, mineralhaltiger Ernährung, substituiert. Zur Darmregulierung erhielt Anna Flohsamen. Nach wöchentlicher und später vierwöchiger Visite war zu erkennen, dass Anna sich zusehends erholte, sodass die Dosierung der Therapie erhöht werden konnte.

Nach sechs Monaten naturheilkundlicher Therapie saß mir ein aufgeschlossenes und sich zunehmend besser fühlendes Kind mit guten schulischen Leistungen gegenüber. Die Therapie wird bis heute (13 Monate) in milder Dosierung weitergeführt, und es kommt immer wieder zu erstaunlichen positiven Veränderungen. Anna hat seit mehreren Jahren Borreliose und Co-Infektionen, unter anderem Chlamydien (Seite 37). Dennoch entwickelt sie sich inzwischen prächtig.

Herr G., 34 Jahre alt:

Der Patient suchte mich aus purer Verzweiflung auf, da ihm – wie er meinte – niemand mehr helfen könne. Er sei ein Invalide, er habe eine »chronische Herzerkrankung«. Dabei handelte es sich um Myokarditis – eine Herzbeutelentzündung. Auch diverse Antibiotikatherapien seien ohne Erfolg geblieben. Jetzt habe er von einem Freund gehört, dass vielleicht eine Borreliose vorliege. Vor allem seine Müdigkeit und Leistungsminderung seien so stark, dass er sich überhaupt nicht belasten könne. Er liege die meiste Zeit auf dem Sofa und könne sich selbst kaum versorgen, geschweige denn, seinen geliebten Beruf ausüben.

Neben einer Borreliose hatte der Patient eine ausgeprägte Chlamydia pneumoniae- und eine Chlamydia trachomatis-Infektion. Da Herr G. sehr gut mitgearbeitet und das naturheilkundliche Therapiekonzept genau eingehalten hatte, stellte sich bereits nach acht Wochen eine positive Veränderung der Beschwerdesymptomatik ein. Nach sechs Monaten saß ein strahlender Patient vor mir, der wieder leistungsfähig war und zuversichtlich, in ein paar Wochen seinen Beruf in Teilzeit wieder ausüben zu können. Die Therapie wollte er wie empfohlen weiterführen. Seine Aussage: »Wenn es sein muss, führe ich die Therapie bis ans Ende meiner Tage weiter. Hauptsache, ich fühle mich nie wieder so wie vor der Therapie. Wenn alles gut geht, werden Sie nichts mehr von mir hören.« Und das habe ich in der Tat bis heute nicht.

Frau S., 56 Jahre alt:

Die Patientin stellte sich mit einer akuten Wanderröte am rechten Oberarm nach Zeckenkontakt bei mir vor. Sie habe einen Garten, in dem sie sich häufig Zeckenstiche zuziehe. Wenn sie zum Arzt gehe, bekomme sie jedes Mal ein Antibiotikum verordnet. Danach gehe es ihr immer für längere Zeit schlecht. Sie beschrieb Magen- und Darmbeschwerden, aber auch starke Müdigkeit und Antriebslosigkeit sowie Gliederschmerzen. Jetzt ziehe sie eine naturheilkundliche Therapie in Betracht. Die Patientin hatte trotz Wanderröte keine Beschwerden, sodass ich ihr eine mild dosierte Phytotherapie empfahl – systemisch und lokal wirksam. Nach eineinhalb Wochen war die Wanderröte komplett rückläufig und Frau S. hatte keine Beschwerden entwickelt.

Herr K., 41 Jahre alt:

Als Herr K. sich bei mir vorstellte, stand er unter Antibiotikatherapie. Er wollte wissen, ob ihm nicht auch naturheilkundlich geholfen werden könne. Es gehe ihm schlecht und die Beschwerden würden immer schlimmer, sodass er nachts nicht mehr schlafen könne. Er sei nervös und gereizt, und vor allem habe er Schmerzen am ganzen Körper. Die genauere Anamnese ergab, dass der Patient seine Hände kaum bewegen konnte, da er an Entzündungen in beiden Handgelenken litt, die mit Schmerzen bis in die Schultern einhergingen. Die Hände waren dabei stark geschwollen und kalt. An der rechten Hand war er bereits operiert worden, doch die Beschwerden wurden danach eher schlimmer als besser. Ähnliche Symptome beklagte er an den Fußgelenken. Außerdem litt er an starker Müdigkeit und Schlafstörungen, Antriebslosigkeit und Depressionen. Des Weiteren hatte er starke Muskelschmerzen am ganzen Körper sowie Kopfschmerzen. Der Patient berichtete, zur Behandlung seiner Borreliose schon mehrere Antibiotikatherapien ohne Erfolg durchgeführt zu haben. Mittlerweile nähmen ihn sein Hausarzt und diverse andere Ärzte nicht mehr ernst und vermuteten, seine Beschwerden seien psychosomatisch bedingt (körperliche Beschwerden, bedingt durch psychische Ursache). Herr K. war schlichtweg verzweifelt, weil er nicht mehr wusste, was er glauben sollte und weil er seiner Arbeit nicht mehr nachgehen konnte.

Nachdem sich unter Antibiotikatherapie die Beschwerden verschlimmert hatten und für den Patienten unerträglich wurden, setzte er diese ab. Ein langer Prozess der naturheilkundlichen Therapie mit vielen Höhen und Tiefen begann. Nach 21 Monaten Phytotherapie und intensiver naturheilkundlicher Begleittherapie geht es Herrn K. inzwischen besser. Zum ersten Mal nach Jahren kann er seine Hände ohne Schmerzen bewegen. Er hat seine psychische Stabilität wiedergefunden und ist optimistisch, wieder gesund zu werden. Da noch Restbeschwerden vorhanden sind, muss weiter therapiert werden.

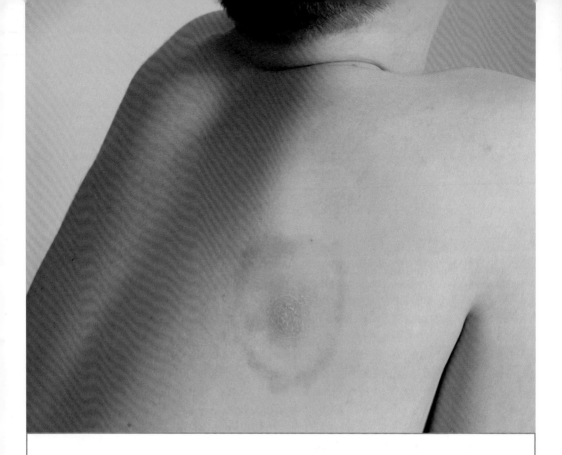

Anzeichen und
Verlauf der Krankheit

Viele Betroffene können sich nicht an einen Zeckenkontakt oder ungewöhnlichen Insektenstich erinnern. Da die Borreliose gerade im Anfangsstadium meist nur für den Spezialisten spezifische Symptome zeigt und generell fast jede andere Krankheit imitieren kann, ist es nicht einfach, sie sicher zu erkennen. Sie löst unterschiedliche allgemeine Beschwerden aus, die auch anderen Erkrankungen zugeordnet werden können. Aufgrund ihrer hohen Beweglichkeit sind die Borrelien nämlich in der Lage, sich nicht nur passiv über den Blutstrom und die Lymphbahnen, sondern auch aktiv innerhalb von Bindegewebe und Organen auszubreiten. Das bedeutet, die Erreger können sich praktisch überall im Körper festsetzen. Sogar die Blut-Hirn-Schranke (Schutzeinrichtung, die schädliche Stoffe von den Nervenzellen im Gehirn fernhält) ist für Borrelien kein unüberwindbares Hindernis, was zu schweren Nerven- und Gehirnstörungen führen kann.

Vielfältige Symptome

In der ersten Zeit nach der Infektion können noch keine Antikörper gegen die Borrelien gemessen werden (Seite 26). Mitunter hat der Betroffene schon eine nervenaufreibende Odyssee durch mehrere Praxen hinter sich, ehe ein Arzt oder Heilpraktiker die richtige Diagnose stellt. Häufiger jedoch passiert es, dass Borreliose nicht erkannt und je nach Stadium mit einer Grippe, Fibromyalgie (Faser-Muskel-Schmerz), rheumatoider (rheumaähnlicher) Arthritis, chronischem Müdigkeitssyndrom, verschiedenen psychischen Störungen oder anderen Erkrankungen verwechselt wird. Wenn aufgrund einer solchen falschen Diagnose eine (falsche) Therapie eingeleitet wird, die beispielsweise das Immunsystem schwächt, können sich die Borrelien ungehindert ausbreiten. In der Tabelle auf der nächsten Seite finden Sie eine Übersicht der häufigsten und wichtigsten Symptome bei Erwachsenen und Kindern, die für eine Borrelieninfektion sprechen. Je mehr dieser Anzeichen auf Sie zutreffen, desto höher ist die Wahrscheinlichkeit, dass Sie sich mit Borrelien infiziert haben. Das gilt in besonderem Maße, wenn Sie sich weder an einen Zeckenstich noch an das Auftreten einer Wanderröte (in der Fachsprache Erythema migrans) erinnern können. Aber auch wenn manche Symptome immer wieder auftreten und ohne Behandlung wieder verschwinden, kann das ein Hinweis auf eine Infektion sein.

GU-ERFOLGSTIPP

BEI VERZÖGERTER ENTWICKLUNG

Wenn Ihr Baby Schwierigkeiten beim Trinken hat, häufig schreit und in der Entwicklung – verglichen mit seinen Altersgenossen – deutlich verzögert ist, sollten Sie eine Infektion mit Borrelien in Erwägung ziehen und einen Therapeuten aufsuchen. Das Gleiche gilt, wenn ein Kind im Vorschul- oder Schulalter durch (vor allem plötzliche) Leistungsminderung auffällt und oft über Müdigkeit, Appetitlosigkeit, Kopfschmerzen oder Übelkeit beim Sport klagt.

Symptome einer Borreliose und ihrer Co-Infektionen

Die Symptome sind sehr individuell, können sich immer wieder verändern, abschwächen und erneut auftreten. Dennoch gibt es Übereinstimmungen, die bei Kindern ähnlich sind wie bei Erwachsenen. Als Zeichen einer guten Immunantwort kommt es bei Kindern in 80 Prozent der Fälle zu einer Wanderröte (Seite 33).

Von mehr als 60 Prozent der betroffenen Erwachsenen beschriebene Symptome

> Allgemeine Symptome: Müdigkeit, Abgeschlagenheit, chronische Erschöpfung, deutliche Leistungsminderung
> Schmerzen in den Schultern und im Nackenbereich
> Kopfschmerzen, Migräne
> Schwindel, Benommenheit
> Wechselnde, wandernde Gelenkschmerzen am ganzen Körper und/oder Muskelschmerzen (Muskelkrämpfe, Muskelzittern, Muskelschwäche, Muskelschwund)
> Rückenschmerzen, vor allem im Bereich der Lenden- und der Halswirbelsäule
> Ein- und Durchschlafstörungen

Weitere Symptome mit unterschiedlicher Häufigkeit

> Allgemeine Symptome: kalte Hände und Füße, Frösteln und/oder fiebriges Gefühl, Gliederschmerzen, Gefühl der Steifigkeit am ganzen Körper, vor allem morgens
> Haut: Trockenheit, Missempfindungen, Berührungsempfindlichkeit, Entzündungen, Ekzeme, Pilzinfektionen, Schrunden an den Fingern und am Mund (Mundwinkelrhagaden). Typisch für eine chronische Borreliose ist die sogenannte Zigarettenpapierhaut, das heißt eine extrem dünne Haut einseitig an einer Extremität, aber auch eine marmorierte Haut, meist bei kalten Extremitäten
> Haare: Haarausfall, brüchige Haare
> Nägel: brüchige Nägel, Pilzinfektionen
> Bewegungsapparat: Sehnenschmerzen (etwa an der Achillessehne), Carpaltunnelsyndrom, Tennisellbogen
> zentrales Nervensystem: Ohrgeräusche (Tinnitus), Hörsturz, Schwerhörigkeit, Gesichtslähmung (Fazialisparese), Augenmuskellähmung, Gesichtsfeldausfälle
> peripheres Nervensystem: Lähmung, (etwa in den Armen oder Beinen), Koordinationsstörungen, Gleichgewichtsstörungen
> Gehirnleistung: Konzentrationsstörungen, Vergesslichkeit, Denkblockaden, Desorientiertheit, Erinnerungslücken Verwirrtheit, gehäuft auftretende Versprecher, Benommenheit, Krampfanfälle

> Psyche: Stimmungsschwankungen von Aggressivität bis Depression, Angstzustände bis hin zu Panikattacken, innere Unruhe oder Antriebslosigkeit sowie ausgeprägte Psychosen
> Magen-Darm-Beschwerden: Sodbrennen, Aphthen, Magenschmerzen, Verdauungsprobleme (typisch ist der Wechsel von Verstopfung und Durchfall), Blähungen, Entzündung der Speiseröhre (Refluxösophagitis), Übelkeit, Appetitlosigkeit
> Stoffwechselschwankungen ohne sogenannte organische Ursachen wie schwankender Blutdruck, Schilddrüsenunterfunktion (Hashimoto-Thyreoiditis), Blutzuckerschwankungen, erhöhte Leberwerte, Hormonschwankungen wie Testosteron- oder Östrogenmangel, aber auch Störungen des Serotoninstoffwechsels (Ursache für Stimmungsschwankungen oder neu auftretende Angstzustände)

Symptome bei Kindern unter drei Jahren
> Fieberschübe mit hohen Temperaturen (über 39,9 °C) als Überreaktion des Immunsystems, bei chronischer Infektion etwa alle vier Wochen

Symptome bei Kindern über drei Jahren
> Bei akuter Infektion: grippeähnliche Symptome (Müdigkeit, Kopf-, Hals- und Gliederschmerzen) und Gelenkschmerzen

> Angeschwollene Lymphknoten, oft zusammen mit einem Lymphozytom (knötchenartige Schwellung aufgrund von Flüssigkeitsansammlung unter der Haut)
> Muskelschmerzen und Auftreten des Bannwarth-Syndroms mit Gesichtslähmung oder Sehstörungen (bei circa 30 Prozent der betroffenen Kinder)
> Abgeschlagenheit, Müdigkeit, Leistungsminderung, Antriebslosigkeit (bei circa 80 Prozent der betroffenen Kinder)
> Gelenkschmerzen, häufig mit Gelenkerguss (bei circa 20 bis 30 Prozent der betroffenen Kinder)
> Kopfschmerzen (bei circa 80 Prozent der betroffenen Kinder)
> Konzentrationsstörungen (bei circa 50 Prozent der betroffenen Kinder)
> Bauchschmerzen, Verdauungsstörungen, Übelkeit, Appetitlosigkeit
> Stimmungsschwankungen bis hin zu Depressionen, Verhaltensauffälligkeiten, innere Unruhe und Aggressivität
> Augensymptome wie Bindehautentzündung, Lichtempfindlichkeit oder nicht angeborenes Schielen (bei circa 25 Prozent der betroffenen Kinder)

Diagnosemöglichkeiten

Um eine Borrelieninfektion oder eine entsprechende Co-Infektion festzustellen, können verschiedene Diagnosemethoden und -techniken zum Einsatz kommen. Am besten lassen Sie sich von Ihrem Arzt oder Therapeuten beraten, was für Sie am sinnvollsten ist.

Anamnese und Blickdiagnostik

EINDEUTIGER HINWEIS
In der Blickdiagnostik fällt eine Übersäuerung des Organismus zum Beispiel durch eine weiß belegte Zunge auf.

Vor jeder Therapieentscheidung sollte eine ausführliche Anamnese (Krankengeschichte) mit Blickdiagnostik und körperlicher Untersuchung der wichtigsten Organsysteme erfolgen. Nur so ist eine genaue Einschätzung der Beschwerdesymptomatik, des Stadiums der Erkrankung und eventueller Co-Infektionen möglich. Die anschließende Labordiagnostik sollte dann auf den erhobenen anamnestischen Befunden basieren.

Labordiagnostik

Um eine Borreliose und ihre Co-Infektionen zu diagnostizieren, stehen nach der Anamnese eine Reihe unterschiedlicher Labortests zur Verfügung. Dabei handelt es sich in der Regel um indirekte Tests, bei denen nicht der Erreger selbst, sondern die Reaktion des Immunsystems auf den Erreger Ziel der Untersuchung ist. Das Immunsystem setzt bei der Abwehr von Eindringlingen unterschiedliche Strategien und Abwehrzellen ein, darunter T-Lymphozyten als Basis der zellulären (in Zellen ermittelten) und B-Lymphozyten als Basis der humoralen (in Körperflüssigkeiten ermittelten) Immunantwort. B-Lymphozyten produzieren verschiedene Klassen von Antikörpern, die normalerweise als schnelle Eingreiftruppe den Erreger bekämpfen und nach einiger Zeit nicht mehr nachgewiesen werden können. Immunglobuline bilden das Langzeitgedächtnis der Immunabwehr und zirkulieren oft noch Jahre nach der Erstinfektion im Blut.

Im Fall einer Borreliose können IgM-Antikörper (im Stadium der akuten Infektion nachzuweisen) frühestens sieben Tage bis vier Wochen nach der Infektion auftreten. Bis die ersten IgG-Antikörper (nach einer stattgehabten Infektion nachzuweisen) gebildet werden, dauert es mindestens vier bis sechs Wochen, wobei sehr häufig vor allem bei der chronischen Borrelien-Infektion eine Immunreaktion im klassischen Sinne fehlt. Das bedeutet, dass die oben beschriebenen Antikörper nicht gebildet werden. Die gängigsten Labortests sind:

ELISA

ELISA (enzyme-linked immuno sorbent assay) ist ein Verfahren, mit dem untersucht wird, ob der menschliche Organismus bereits einmal Kontakt mit bestimmten Erregern gehabt und darauf reagiert hat. Dabei wird mithilfe einer durch Enzyme gesteuerten Reaktion die Wechselwirkung von Antigen (in diesem Fall die Borrelien) und Antikörpern (Immunglobuline) nachgewiesen. Allerdings werden bei circa 20 Prozent aller Infizierten überhaupt keine Borrelien-Antikörper gebildet. Besonders bei frühzeitiger Antibiotikatherapie einer Borrelien-Infektion kann die Immunreaktion mit Bildung der Antikörper unterdrückt werden. Aber auch andere Erkrankungen und Infektionen oder Medikamente wie Cortison oder Immunsuppressiva schwächen das Immunsystem, sodass nur eine eingeschränkte Immunreaktion möglich ist. Leider ist dieses unspezifische und eher wenig sensitive Verfahren (aktuell nur bei 16 bis 28 Prozent) genau jenes, das in der Regel von den gesetzlichen Krankenkassen übernommen wird.

Westernblot

Beim Westernblot (auch Immunoblot) werden kultivierte Borrelien in ihre Einzelproteine getrennt, sortiert und auf einem Trägerstreifen fixiert (Blot). Dieser Streifen wird mit dem Serum der Testperson beschichtet. Wenn im Blut Antikörper gegen Borrelien vorhanden sind, kommt es zu einer Farbreaktion auf dem Streifen, und es werden bestimmte Banden sichtbar. Anhand dieses Musters kann man bestimmen, ob es sich um eine frische oder eine ältere Infektion handelt. Beim Immunoblot kann man für die Borrelien-Infektion hochspezifische von weniger spezifischen Banden unterscheiden. Deshalb ist dieses Verfahren aussagefähiger als das oben genannte ELISA. Trotzdem ist es nicht möglich, zu sagen, ob die Borrelien-Infektion noch aktiv ist.

NICHT IMMER NACHZUWEISEN
Wenn bei einer Borreliose-Serologie positive IgM-Antikörper gefunden werden, obwohl keine akute, sondern eine chronische Borrelieninfektion vorliegt, spricht man vom persistierenden IgM-Antikörper.

DIE ZUVERLÄSSIGKEIT VON LABORTESTS

Sicher ist, dass kein Labortest mit 100-prozentiger Sicherheit eine Borreliose nachweisen oder ausschließen kann. Jeder Test kann sowohl falsch positive als auch falsch negative Ergebnisse liefern, das heißt: nicht Infizierte als Infiziert oder Infizierte als nicht Infiziert klassifizieren.
❯ Infektionen mit bestimmten Viren (zum Beispiel dem Zytomegalievirus oder dem Epstein-Barr-Virus) und mit anderen Bakterien, besonders aus der Gruppe der Spirochäten (wie der Erreger der Syphilis) sowie manche Autoimmunerkrankungen können als Borreliose – also falsch positiv – gewertet werden.
❯ Andererseits kann eine serologische Untersuchung auf Antikörper einen falsch negativen Befund erbringen, wenn sie zu früh angesetzt wird, da die ersten Antikörper frühestens zwei Wochen nach erfolgter Infektion auftreten und nachgewiesen werden können.
❯ Hinzu kommt die besondere Verwandlungsfähigkeit der Borrelien. So können sie als Dauerstadium (Zyste, Sphäroblast) innerhalb von Zellen oder in schwach durchbluteten Geweben für längere Zeit vom Immunsystem unerkannt überleben (Seite 10). Außerdem sind sie – abhängig vom Milieu und von der Temperatur – jederzeit in der Lage, ihre Zelloberflächen-Antigene so zu verändern, dass sie von den Antikörpern des Immunsystems nicht erkannt werden (Seite 11).

Außerdem kommt es bei diesem Verfahren nicht immer zu einer typischen Immunreaktion. So kann eine vermeintliche akute Borrelien-Infektion vorliegen, obwohl die Erkrankung längst chronisch ist. Zwar liegt die Sensitivität mit 60 Prozent deutlich höher als bei der ELISA-Methode, wird aber dennoch von den meisten gesetzlichen Krankenkassen nicht bezahlt.

Lymphozytentransformationstest (LTT) und Borrelien-Elispot
Dieses Verfahren unterscheidet sich von der oben beschriebenen Borreliose-Serologie (IgG- und IgM-Bestimmung im Serum) dadurch, dass hier nicht die humorale, sondern die zelluläre Reaktion des Immunsystems untersucht wird, das heißt, ein Nachweis für die Reaktion der antigenspezifischen T-Helferzellen. Einfacher ausgedrückt: Eine bestimmte Zellreaktion wird untersucht. Dafür werden Patienten Lymphozyten entnommen, kultiviert und mit Borrelien-Antigenen zusammengebracht. Eine positive

Reaktion zeigt an, dass bereits eine zelluläre Immunantwort auf den Erreger erfolgt ist. Während der LTT relativ unspezifisch das Wachstum von Lmyphozyten nach Antigenstimulation misst, beruht der Elispot auf der Messung der spezifischen Zytokinabgaben einzelner T-Helfer-Zellen. Das macht dieses Verfahren schneller und genauer. Das Ergebnis liegt bereits innerhalb von zwei bis drei Tagen vor, das Ergebnis des LTT dagegen erst nach ein bis zwei Wochen.

Solange die zelluläre Immunabwehr aktiv bleibt, sind der Lymphozytentransformationstest und der Borrelien-Elispot positiv. Das bedeutet, es handelt sich um die einzigen indirekten Tests, die die Aktivität der Borrelien unabhängig vom Krankheitsstadium bestätigen können. Dennoch werden die Kosten für diese Tests von den gesetzlichen Krankenkassen nicht übernommen.

CD3-/CD57+ Marker

So wird ein weiteres Testverfahren bezeichnet, das sich die durch Borreliose hervorgerufenen Veränderungen in der zellulären Immunabwehr zunutze macht. Dabei untersucht man mithilfe entsprechender Antikörper die Konzentration bestimmter Abwehrzellen im Blut. Wie klinische Studien zeigten, kann eine chronische Borreliose die Anzahl einer Subpopulation der sogenannten natürlichen Killerzellen und besonders den Anteil aktivierter natürlicher Killerzellen CD3-/CD57+ stark herabsetzen. Während bei akuter Borreliose und anderen Erkrankungen normale CD57-Werte gemessen werden, weisen Patienten mit chronischer Borreliose häufig deutlich niedrigere Werte auf. Diese verminderten Werte, die häufiger bei neurologischen (zum Beispiel Nervenschmerzen) als bei muskuloskeletalen (zum Beispiel Muskelschmerzen) Symptomen beobachtet werden, halten sich, bis die Borreliose ausgeheilt ist. Gesetzliche Krankenkassen zahlen dieses Testverfahren in der Regel nicht.

In der Praxis ist der CD3-/CD57+Marker ein guter Verlaufsparameter, der die Stärke des Immunsystems gegen die Borrelienpopulation widerspiegeln kann. Eine Therapie ist erfolgreich, wenn dieser Wert deutlich dauerhaft ansteigt.

Liquoruntersuchung

Bei diesem Verfahren wird Gehirn-Rückenmarks-Flüssigkeit (Liquor cerebrospinalis) durch eine Punktion im Lendenwirbelbereich unterhalb des Rückenmarks entnommen und auf Borrelien-Antikörper beziehungsweise borrelienspezifische Banden und Entzündungsparameter getestet. Da viele entzündliche Veränderungen in Gehirn und Rückenmark nicht im Blut nachgewiesen werden können, ist diese Methode besonders bei neurologischem Beschwerdebild ein weiteres diagnostisches Verfahren. Bezüglich einer chronischen Borreliose wird ihm allerdings gerade in der Neurologie (noch) zu viel Bedeutung beigemessen. Das durchaus aussagekräftige Verfahren bei der akuten Borreliose ist bei einer chronischen Borreliose eher nicht sehr spezifisch. Bei der chronischen Borreliose reagieren nur circa sieben bis neun Prozent der Liquoruntersuchungen auf Borrelien-Antikörper positiv. Eine negative Liquoruntersuchung schließt also keine Borreliose aus. Deshalb wird sie auch sehr kontrovers diskutiert.

Direkter Nachweis

Neben den indirekten Labortests, um Borrelieninfektionen zu diagnostizieren, stehen verschiedene andere Methoden zur Verfügung, um die Erreger direkt nachzuweisen. Dies kann vor allem dann von Bedeutung sein, wenn die Blutuntersuchung keine eindeutigen Resultate aufweist.

Erregeranzucht

Bei dieser Methode wird das zu untersuchende Material – in der Regel Blut, Gewebeproben der Haut, Gelenksflüssigkeit – auf ein geeignetes Nährmedium aufgebracht, in dem sich die Borrelien vermehren können: Eine Borrelienkultur wird angelegt. Nach einiger Zeit ist es normalerweise möglich, Bakterien problemlos nachzuweisen. Da sich nur lebende Bakterien vermehren, ist diese Methode ein sicherer Nachweis für eine aktive Infektion. Borrelien haben aber im Vergleich zu anderen Bakterien einen ziemlich langen Vermehrungszyklus (Seite 11), was die Anzucht erschwert und den Erfolg dieser Methode stark einschränkt.

Polymerase-Chain-Reaction, Polymerasekettenreaktion (PCR)

Dieses Verfahren beruht darauf, Bestandteile der Borrelien direkt im Gewebe oder in Körpersekreten nachzuweisen. Dabei wird aus dem Untersuchungsmaterial (Blut, Urin, Gelenksflüssigkeit, aber auch Gewebeproben und Liquor) DNA der Borrelien gewonnen und aufgearbeitet, wobei ein bestimmtes DNA-Bruchstück vermehrt und sichtbar gemacht wird. Auf diese Weise können bereits kleine Borrelienmengen nachgewiesen werden.

Die Nachteile dieser Methode liegen darin, dass in den untersuchten Proben meist zu wenig Borrelien vorhanden sind, dass abgestorbene Bakterien zu einem falsch positiven Ergebnis führen können und dass die Methode nur in der Frühphase der Infektion relativ zuverlässig ist. Deshalb stellt die PCR bei der chronischen Borreliose ein wenig spezifisches Verfahren dar. Seine Reaktionsbereitschaft wird auf unter 30 Prozent geschätzt.

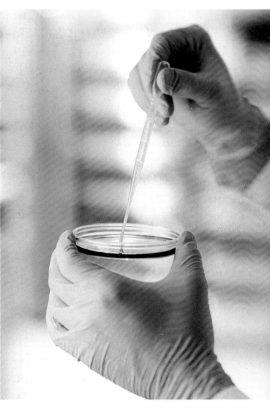

Da sich nur lebende Bakterien (hier in der Anzuchtschale) vermehren, gelten sie als sicherer Nachweis für eine aktive Infektion.

Dunkelfeldmikroskopie

Mithilfe der Dunkelfeldmikroskopie können kleinste Objekte ohne vorherige Färbung betrachtet werden. Bei dieser Methode entnimmt man eine Blutprobe und untersucht sie auf lebende Borrelien. Dafür bringt man einen kleinen Tropfen Venenblut auf einen Objektträger auf und beobachtet diesen mit dem Dunkelfeldmikroskop mehrere Tage lang auf Veränderungen. Befindet sich die Infektion noch im Anfangsstadium, können die Borrelien anhand ihrer typischen schraubenartigen Fortbewegungsart leicht im Blutplasma erkannt werden. Da Borrelien bei der chronischen Infektion überwiegend in der Zelle vorkommen, sind sie im frisch entnommenen Blut zumeist nicht erkennbar, sondern erscheinen erst nach Stunden oder Tagen, wenn die Zellen zerfallen.

Alternative Testverfahren

Heilpraktiker, inzwischen zunehmend auch ganzheitlich behandelnde Ärzte, benutzen alternative Testverfahren, um eine Diagnose zu erstellen. Dazu gehören beispielsweise die Elektroakupunktur nach Voll (EBV), die Bioresonanz und die kinesiologischen Muskeltests.

EBV und Bioresonanz sind Gerätschaften, die den Therapeuten vorbehalten und nicht für den Patienten im häuslichen Bereich geeignet sind. Kinesiologische Muskeltests beruhen auf Schwächung der Muskelspannung bei jedweder Art von Stress. Hält beispielsweise der Patient eine Substanz in der Hand, die er nicht verträgt, kann die Muskelkraft im selben Arm auf bestimmte Art nachlassen. Bei der Kinesiologie gibt es verschiedene Möglichkeiten von Muskeltests.

DIVERSE KRANK-HEITSBILDER

Soweit derzeit bekannt, sind Unterarten der Borrelia burgdorferi für verschiedene Krankheitsbilder verantwortlich. So stehen bei einem Teil der Betroffenen die Veränderungen an den Gelenken, bei einem zweiten Teil die neurologischen Störungen, bei einem dritten Teil Erkrankungen am Herz und an Gefäßen im Vordergrund. Es gibt aber auch Mischformen.

Der Krankheitsverlauf

So unterschiedlich die Symptome einer Borreliose sein können, so vielfältig ist auch der individuelle Verlauf der Erkrankung. Der Beginn der Infektion kann Tage, aber auch schon mehrere Wochen zurückliegen, ehe die ersten Anzeichen einer Borreliose zu erkennen sind. Wie Sie bereits erfahren haben, können sich die Borrelien im Körper ihres Wirts aktiv bewegen und sind daher in der Lage, beinahe jedes Organ und jedes Gewebe zu befallen. Dementsprechend kann sich eine Borreliose durch viele unspezifische Beschwerden wie Müdigkeit, Kopfschmerzen, Fieber, Nackensteifigkeit, Schwindel, Übelkeit und Erbrechen sowie psychische Veränderungen manifestieren.

Eine große Rolle spielt bei der Infektion der Zustand des Immunsystems. Ist es beispielsweise durch andere Erkrankungen oder Infektionen (etwa den Ebstein-Barr-Virus, auch Pfeiffersches Drüsenfieber genannt), durch Umweltgifte, Medikamente, Impfstoffe oder Stressfaktoren geschwächt, kann sich die Borreliose zu einer schwerwiegenden Multisystemerkrankung entwickeln, die viele Organe des Körpers in Mitleidenschaft zieht. Ein geschwächtes Immunsystem könnte auch dafür verantwortlich sein, dass als mögliche Folge von Borreliose vermehrt Co-Infektionen auftreten und bisher unterdrückte (latente) Infektionen wieder ausbrechen. Ein Teufelskreis also!

Die Borreliose wird in drei Stadien eingeteilt: die Frühphase, die Streuung des Erregers und die Spätmanifestation. Jedes Stadium kann durch charakteristische Symptome gekennzeichnet sein.

Stadium 1: Frühphase

Nachdem die Borrelien durch den Stich einer Zecke oder eines Insekts übertragen wurden, kann sich nach wenigen Tagen bis vier Wochen – manchmal noch später- eine lokale Infektion der Haut ausbilden. An der Einstichstelle zeigt sich dann in circa 50 Prozent der Fälle ein charakteristischer, ringförmiger roter Fleck mit einem helleren Zentrum, die sogenannte Wanderröte. Sie kann sich ausdehnen und ganze Körperpartien einnehmen. Da sie sich aber auch ganz uncharakteristisch darstellen kann (etwa wie ein großer, entzündeter Mückenstich oder eher mit einer Braun- statt Rotfärbung), wird sie von unerfahrenen Therapeuten nicht immer als Wanderröte erkannt. Sie ist meist schmerzlos, kann aber mit Juckreiz und manchmal auch brennenden Schmerzen (Brennparästhesie) einhergehen. Grippeähnliche Symptome wie Fieber, Kopf- und Nackenschmerzen, starke Müdigkeit und Erschöpfung sowie Muskel- oder Gelenkschmerzen kündigen meist einen schwereren Verlauf der Borreliose an. Die Dauer ist individuell äußerst unterschiedlich: Eine Wanderröte kann nur wenige Tage, aber auch mehrere Monate bestehen bleiben und sich auch ohne Behandlung wieder zurückbilden. Ein Verschwinden der Wanderröte sagt allerdings nichts über die Phase der Borrelieninfektion aus.

Ein charakteristisches Symptom, das den Übergang vom ersten zum zweiten Stadium markiert, ist das sogenannte Borrelien-Lymphozytom (siehe Abbildung auf der nächsten Seite). Dabei handelt es sich um eine Flüssigkeitsansammlung unter der Haut in Form von

GU-ERFOLGSTIPP

ANTIBIOTIKA IN DER FRÜHPHASE

Im ersten Stadium einer Borreliose bestehen gute Chancen, diese mit Antibiotika zu bekämpfen (Seite 44). Deshalb sollten Sie jeden Zecken- und Insektenstich aufmerksam auf verdächtige Veränderungen hin beobachten und im Zweifelsfall lieber zu früh als zu spät reagieren. Die Wanderröte ist ein untrügliches Zeichen.

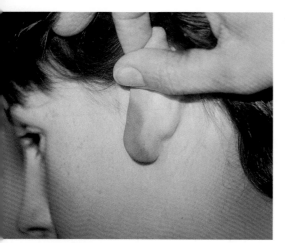

Die knötchenartige Anschwellung hinter dem Ohr, Lymphozytom genannt, ist typisch für den Übergang vom ersten zum zweiten Stadium einer Borreliose.

weichen, blaurot gefärbten, knötchenartigen Schwellungen. Sie bestehen in erster Linie aus Lymphozyten, einer besonderen Form der weißen Blutkörperchen, und sind häufig mit Verdickungen der örtlichen Lymphknoten verbunden. Das Borrelien-Lymphozytom findet sich meist an den Ohrläppchen, aber auch an Brustwarzen oder am Hodensack. Es ist bei Kindern und Jugendlichen häufiger zu beobachten als bei Erwachsenen.

Stadium 2: Streuung des Erregers

Wenn die Infektion nicht frühzeitig bemerkt oder behandelt wird, können die Erreger nach Wochen und Monaten den gesamten Organismus befallen. Sie streuen über die Blut- und Lymphgefäße aus und setzen sich in Gelenken, Muskeln und Bändern, aber auch im übrigen Bindegewebe und selbst in Organen, im Nervengewebe und im Gehirn fest. Die Borrelien sind dabei aufgrund ihrer besonderen Eigenschaften (Seite 10 f.) in der Lage, die Immunreaktion des Körpers auszuschalten. Der Betroffene leidet an typisch wechselnden Beschwerden sowie neurologischen Symptomen und vegetativen Störungen. Es kann auch zu starken Schmerzen im Gebiet um den Zeckenstich kommen.

Zu den typischen Leitsymptomen dieses Stadiums zählt das sogenannte Bannwarth-Syndrom, das durch Entzündungen der peripheren Nerven und der Wurzeln von Gehirnnerven gekennzeichnet ist. Je nachdem, welcher Nerv betroffen ist, kommt es zu unterschiedlichen Symptomen und Ausfallerscheinungen. Wenn beispielsweise der für die Mimik verantwortliche Nerv (Nervus facialis) in Mitleidenschaft gezogen wird, können Gesichtslähmungen die Folge sein. Ist der Nerv entzündet, der die Motorik der Augen und der Pupillen steuert (Nervus abducens), kommt es zu Sehstörungen unterschiedlicher Art.

Ebenfalls typisch sind Entzündungen der Gelenke sowie Muskelschmerzen, die lokal wechseln können. Der Patient beschreibt plötzlich auftretende, wandernde Schmerzen. Sie werden häufig von Missempfindungen wie Kribbeln, Brennen, Taubheitsgefühl und anderen Sensibilitätsstörungen begleitet. Es kann auch zu vegetativen Störungen kommen, die sich mitunter in Blutdruck- und Pulsschwankungen, unterschiedlichem Wärme- und Kälteempfinden sowie in Herzproblemen äußern.

All diese Symptome können – bevor sich das 3. Stadium entwickelt – auch ohne Therapie wieder verschwinden.

Stadium 3: Spätstadium oder Spätmanifestation

Wenn die Borreliose weiter fortschreitet und eine Behandlung erfolglos bleibt, kann sie nach Monaten oder auch Jahren in eine chronisch-persistierende Infektion (Spätmanifestation) übergehen. Die Krankheit tritt dann häufig in Schüben auf, die in unterschiedlichen Abständen, teils auch davon abhängig, wie gut das Immunsystem funktioniert, immer wiederkehren. Dazwischen können beschwerdefreie Intervalle von mehreren Monaten und sogar Jahren liegen. Die chronische Borreliose kann sich aber auch zunehmend verschlechtern und zu einer Multisystemerkrankung entwickeln, die den ganzen Körper betrifft und unterschiedliche Co-Infektionen im Schlepptau hat.

GU-ERFOLGSTIPP   SETZEN SIE GRENZEN

Inzwischen wird auch in westlichen Kulturkreisen zunehmend die Meinung vertreten, dass Erkrankungen häufig auf einen gestörten Energiefluss im Körper zurückzuführen sind. So könnte auch die Erkrankung an Borreliose ein Hinweis darauf sein, dass etwas im Leben die Energie raubt, vielleicht sogar ein belastendes Ereignis, das schon sehr lange zurückliegt. Ungelöste Konflikte führen zu Blockaden im Organismus.

Unsere Haut steht für Abgrenzung des Organismus nach außen. Lernen Sie, sich Ihrer Grenzen bewusst zu werden und auf Ihren Körper zu hören. Und fangen Sie an, auch einmal nein zu sagen! Nehmen Sie sich selbst wichtig! Davon profitieren Ihr Körper und Ihre Psyche – und das auf Dauer.

Co-Infektionen

Eine Zecke kann beim Blutsaugen auch Krankheitserreger aufnehmen, die bereits im Blut des Opfers vorhanden sind. Diese werden beim nächsten Saugakt an einen anderen Wirt weitergegeben, sodass sich zusätzlich zur Borreliose eine sogenannte Co-Infektion ausbildet. Gleichzeitig kann aufgrund der Borreliose und der damit verbundenen Schwächung des Immunsystems eine bereits bestehende Infektion, die bisher durch ein intaktes Immunsystem keine Symptome gezeigt hat, symptomatisch werden. Eine Co-Infektion kann den Schweregrad und den Verlauf der Borreliose negativ beeinflussen und umgekehrt. Die bei einer Borreliose mit Abstand am häufigsten diagnostizierte Co-Infektion ist die Chlamydiose.

Chlamydien

Zu den intrazellulären Erregern gehören Chlamydien, Yersinien und Mycoplasmen, die häufig bei Borrelienschüben nachgewiesen werden. Untersuchungen haben ergeben, dass Chlamydien bis zu 86 Prozent mit einer Borreliose vergesellschaftet sind. Chlamydien bilden eine Gruppe gramnegativer Bakterien. Im Gegensatz zu den grampositiven Bakterien haben sie eine dünne, einschichtige Hülle. Um überleben und sich vermehren zu können, brauchen sie Zellen anderer Organismen. Sie sind auf den Energiestoffwechsel ihres Wirts angewiesen. Zu ihren Wirten zählen viele Tierarten und der Mensch.

Unter den verschiedenen Chlamydienarten sind besonders Chlamydia pneumoniae und Chlamydia trachomatis zu erwähnen, die beide schwere Infektionen in unterschiedlichen Körperbereichen verursachen können (siehe rechte Seite). Vorwiegend betroffen sind die Augen, die Atemwege und die Lunge, aber auch der Urogenitalbereich. Chlamydia trachomatis ist die häufigste durch Sexualkontakt auf den Genitalbereich übertragene Krankheit mit bakterieller Ursache. Da die Infektion in der Anfangsphase meist ohne größere Beschwerden verläuft, kommt es durchaus vor, dass eine Chlamydiose vom Arzt oder Therapeuten zunächst nicht erkannt oder falsch diagnostiziert wird.

INFO

Infektionen mit Chlamydien

Schätzungen zufolge treten in Deutschland jährlich mehr als 300.000 Chlamydien-Infektionen mit vielerlei Symptomen auf. Die humanpathogenen Arten sind Chlamydia pneumoniae, die beispielsweise Lungenentzündung hervorruft, und Chlamydia trachomatis, die unter anderem für Entzündungen im Genitalbereich verantwortlich ist.

Chlamydia pneumoniae

Ihre Übertragung erfolgt durch Tröpfcheninfektion, etwa durch Husten von Mensch zu Mensch. Häufige Symptome sind neben den üblichen Erkältungssymptomen:

> Augen: starke Rötung der Augenäderchen, verschwommenes Sehen, Sehverschlechterung; Lichtempfindlichkeit; Augentränen, Augenbrennen oder Augentrockenheit, Bindehautentzündung (rezidivierende Konjunktivitis), Nachtblindheit

> Hals: trockene Schleimhäute, Schnarchen, Heiserkeit, wiederkehrende Halsschmerzen, Schluckbeschwerden, häufiges Räuspern

> Bronchien/Lunge: hartnäckiger, trockener (Reiz-) Husten, auch mit Auswurf, Atemnot in Ruhe und unter Belastung, Engegefühl im Brustraum, wiederkehrende Entzündung der Bronchien bis hin zu einer Lungenentzündung

> Gefäßveränderungen mit Arteriosklerose.

Chlamydia trachomatis

Eine Infektion mit Chlamydia trachomatis beginnt häufig mit einer Entzündung des Gebärmutterhalses oder der Harnröhre und bleibt oft unbemerkt. Besonders bei Jugendlichen und jungen Erwachsenen löst die Infektion am Anfang selten Beschwerden aus. Später kann sie sich auf den ganzen Bauchraum ausdehnen und dort schlimmstenfalls eine chronische Entzündung verursachen. Sie kann sowohl bei der Frau als auch beim Mann zu Fruchtbarkeitsproblemen führen.

Chlamydia trachomatis wird nach heutigem Stand der Wissenschaft in erster Linie durch Sexualverkehr (meist vom Mann auf die Frau) übertragen. Sehr häufig wird für die Behandlung eine Antibiotikatherapie empfohlen ohne den erwünschten Erfolg. Häufige Symptome einer Infektion mit Chlamydia trachomatis sind:

> Gelenke: Beschwerden in den kleinen Gelenken (Finger und Zehen)

> Herz: Beschwerden aller Art wie Herzrhythmusstörungen, Herzstechen, Herzrasen, Herzbeutelentzündung

> Urogenitaltrakt: Reizblase, Blasen- und Nierenbeckenentzündung, Prostata-Hoden-Beschwerden, Scheidenausfluss und Scheideninfektionen, Eileiter- und Eierstockentzündung, Unfruchtbarkeit, Myome.

Weitere durch Zecken übertragene Krankheiten

Zecken übertragen Krankheitserreger. Das können Bakterien, Viren oder Einzeller sein. Da Zecken die Haut betäuben, ist ein Stich selten unmittelbar zu spüren, sondern wird meist zufällig bemerkt, zum Beispiel beim Duschen oder beim Ankleiden. Häufig sind Zeckenstiche harmlos. Manchmal allerdings sind sie der Auslöser von teils schweren und langwierigen Krankheiten. Weltweit sind mehr als 50 solcher Krankheiten bekannt.

Krankheit	Erreger	Symptome
FSME (Frühsommer-meningo-enzephalitis)	FSME-Virus	grippeähnliche Symptome mit Fieber, Kopf- und Gliederschmerzen; zweiter Krankheitsschub mit hohem Fieber, Erbrechen, Entzündungen der Hirnhäute und des Rückenmarks, Nackensteifigkeit; langfristige Folgen: Lähmungen, Koordinationsstörungen
Q-Fieber	Coxiella burnetti	grippeähnliche Symptome mit Fieber und Husten, Kopf- und Muskelschmerzen; seltener Lungenentzündung, teilweise mit schwerem Verlauf, Entzündungen von Leber, Knochenmark, Gehirn und Gehirnhäuten; chronische Form kann Entzündung der Herzinnenräume und des Herzbeutels hervorrufen
Fleckfieber	Rickettsien (Rickettsia conorii, Rickettsia rickettsii, Rickettsia prowazekii)	hohes Fieber, heftige Kopf- und Gliederschmerzen, Erbrechen, Hautausschlag mit kleinen punktförmigen Einblutungen; in schweren Fällen Wassereinlagerungen

Krankheit	Erreger	Symptome
		im Gewebe (Ödeme), Blutungen, Entzündungen von Lunge, Herzmuskel und Nieren
Ehrlichiose (Humane granulozytäre Anaplasmose)	Ehrlichien (Anaplasma phagocytophilum)	nur bei jeder vierten Infektion Symptome wie Fieber mit Kopf-Muskel- und Gelenkschmerzen, Erbrechen, Frösteln; in schweren Fällen Lungenentzündung, Herz- und Niereninsuffizienz, akutes Atemnotsyndrom, Gehirnhautentzündung
Babesiose	Babesien	ausgeprägte Hämolyse, Müdigkeit, zunehmendes Unwohlsein, Appetitverlust, leichte bis starke Übelkeit; anschließend hohes Fieber, Kopf- und Muskelschmerzen, begleitet von starken Schweißausbrüchen, Schwindelgefühl
Rückfallfieber	Borrelia duttoni	hohes Fieber, Gelenk-, Kopf-, Brust- und Gliederschmerzen, Übelkeit, teilweise Atemnot; verstärkte Blutungsneigung, Nasenbluten, Bewusstseinseintrübung, Gelbfärbung der Haut
Yersiniose	Yersini enterocolitica	Magen-Darm-Beschwerden, Lymphknotenentzündung des Bauchraums, reaktive Arthritiden wie Handgelenksschmerzen durch Entzündung, eventuell Fieber
Mycoplasmen	Mycoplasma pneumonae/ Mycoplasma genitalium	Müdigkeit und Erschöpfung, Kopf- und Gliederschmerzen, Konzentrationsschwäche; Gelenk- und Muskelschmerzen

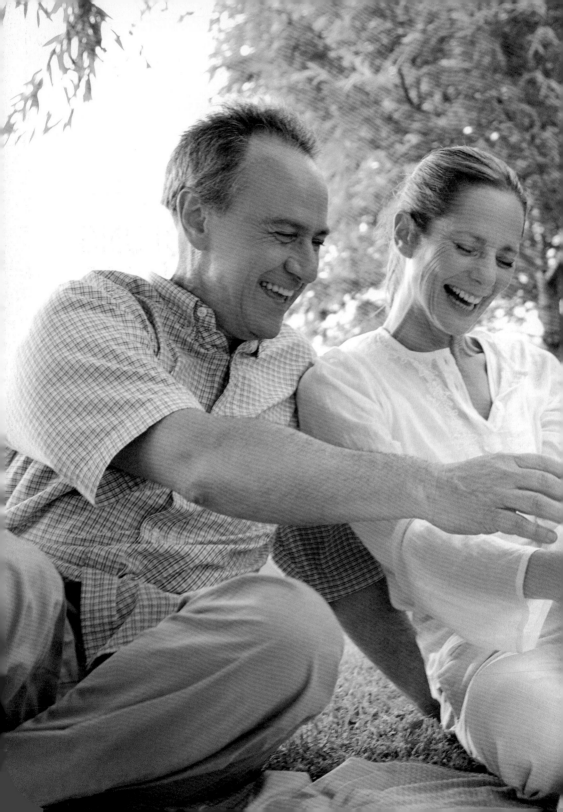

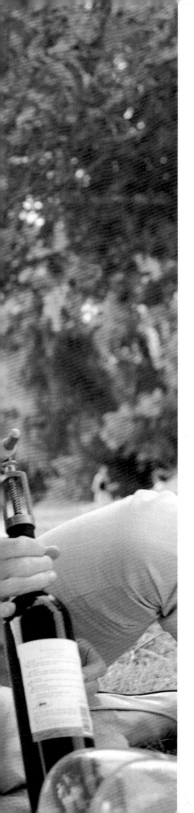

DIE BEHANDLUNG VON BORRELIOSE

Den größten Erfolg verspricht – je nach Verlauf der Erkrankung – ein ganzheitliches Behandlungskonzept, das naturheilkundliche Therapien mit begleitenden Maßnahmen ergänzt.

III Wissenswertes zur ganzheitlichen Therapie   42

III Die naturheilkundliche Therapie   56

III Begleitende Maßnahmen   82

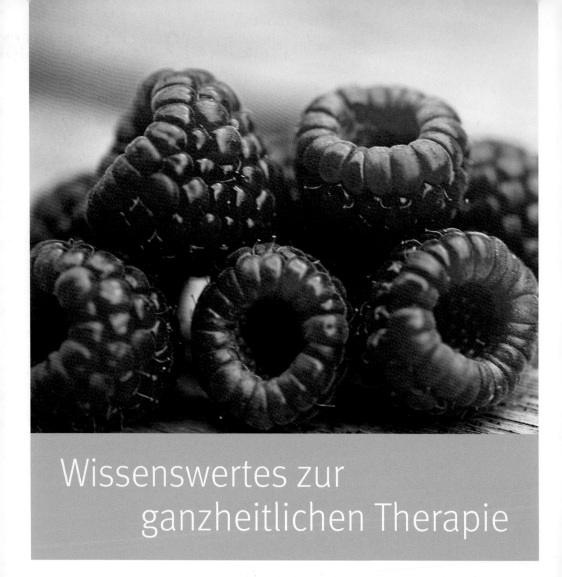

Wissenswertes zur ganzheitlichen Therapie

Bakterien sind in der Lage, Stoffwechselgifte herzustellen, die ihnen das Überleben im feindlichen Milieu sichern. Borrelien produzieren vor allem Neurotoxine, und das feindliche Milieu ist in diesem Fall der menschliche Körper. Wird er aus dem Gleichgewicht gebracht, etwa durch Stress, werden vermehrt Oxidanzien gebildet, und das Milieu übersäuert. Wir sind anfälliger für Infektionen. Deshalb ist Voraussetzung für jede erfolgreiche Therapie, das Körpermilieu wieder ins Gleichgewicht zu bringen.

Der Antioxidanzien-Prozess

Bei den unterschiedlichsten Oxidationsprozessen des Stoffwechsels werden gefährliche Nebenprodukte gebildet, die sogenannten freien Radikale. Diese Moleküle gehen gern Verbindungen mit anderen Stoffen ein, was sie sehr reaktionsfreudig und sie für unseren Körper aggressiv macht. Normalerweise werden freie Radikale vom Organismus abgebaut. Dafür nutzt er sogenannte antioxidativ wirkende Radikalfänger wie Vitamine, Spurenelemente oder gewisse Enzyme. Überschüssige freie Radikale schädigen den Körper und lassen das Körpermilieu zunehmend übersäuern, das heißt, der pH-Wert (der Anteil an Wasserstoffverbindungen) verändert sich. Es kommt zur Schädigung des Gewebes und zu Entzündungen und als Folge zu vielen weiteren Erkrankungen.

Die Bildung freier Radikaler im Körper wird beispielsweise durch Bakterien (etwa Borrelien) und Viren (etwa das Epstein-Barr-Virus) verstärkt. Gleiches geschieht auch durch Pestizide in der Forst- und Landwirtschaft, durch Schwermetalle, Nikotin, Drogen, Ozon, radioaktive und elektromagnetische Strahlungen sowie einige Medikamente (Seite 47). Außerdem werden freie Radikale massiv durch den Abbau von Stresshormonen freigesetzt!

VITAMIN E GEGEN FREIE RADIKALE

Zu den erfolgreichsten Radikalenfängern gehört Vitamin E, das der Körper allerdings nicht selbst produzieren kann und das deshalb mit der Nahrung aufgenommen werden muss. Vitamin E ist vor allem in pflanzlichen Ölen wie Weizenkeim-, Sonnenblumen-, Maiskeim-, Palmkern-, Oliven- und Rapsöl sowie in Butter, Pistazien, Haselnüssen, Kokosnüssen und Kokosfett enthalten.

Neurotoxine und ihr Einfluss auf das Milieu

Forschungen haben ergeben, dass Borrelien nicht nur deswegen gefährlich sind, weil sie freie Radikale freisetzen. Sie sind darüber hinaus in der Lage, Neurotoxine (Nervengifte) zu produzieren. Diese Neurotoxine aktivieren vermehrt die Ausschüttung von entzündungsfördernden Stoffen, sogenannte Zytokine, die den Körper zusätzlich übersäuern und Autoimmunprozesse (etwa Hashimoto-Thyreoiditis, Seite 25) auslösen. Das Immunsystem greift körpereigene Strukturen an. Deshalb ist das oberste Ziel einer erfolgreichen Borreliose-Behandlung die Milieutherapie, die neben der Abtötung der Bakterien folgende Maßnahmen beinhaltet:

> Neurotoxine ausleiten,
> oxidativen Stress vermeiden,
> freie Radikale abbauen,
> den Übersäuerungsgrad im Gewebe mindern.

Alle diese Maßnahmen sind voneinander abhängig und bei naturheilkundlich ausgerichteten Therapeuten allgemein gültig und anerkannt. Ihre Therapie baut auf dem Grundsatz auf, dass sich ein Krankheitserreger für den Organismus als weit weniger gefährlich erweist, wenn sich das Körpermilieu in einem stabilen Gleichgewicht befindet. In vielen Fällen erkrankt der Körper dann erst gar nicht. So lässt sich erklären, weshalb viele Menschen Krankheitserreger in sich tragen, ohne irgendwelche Beschwerden zu haben, etwa Jäger und Förster mit positivem Borrelien-Titer (Nachweis von Erregern), die dennoch keine borrelienspezifischen Symptome aufweisen.

Die klassische Schulmedizin ist nicht in der Lage, die Neurotoxinbelastung bei einem Patienten zu messen und verfügt über wenig bis gar keine Möglichkeiten, die Neurotoxine auszuleiten.

Aspekte zur Antibiotikatherapie

Mit der in der Schulmedizin angewandten Antibiotikatherapie schaltet sich der Mensch mehr oder weniger erfolgreich in den Kampf der Toxine ein, den sich die unterschiedlichen Bakterienarten mit dem Organismus liefern. Leider ist diese Therapieform einseitig auf die Bakterienabtötung fokussiert, ohne sicherzustellen, dass die Neurotoxine auch ausgeleitet werden. Erfahrene Therapeuten empfehlen eine Antibiotikatherapie daher nur bei ausgeprägter Beschwerdesymptomatik wie zum Beispiel bei akuten Gelenk- und Muskelbeschwerden und neurologischen Symptomen wie Lähmungen jeglicher Form.

Als Borreliose-Therapie fraglich

Eine möglichst frühzeitige Behandlung der Borreliose und ihrer Co-Infektionen mit Antibiotika gilt zwar als relativ vielversprechend – sicher ist jedoch nur, dass nach einer (vermeintlichen) Erstinfektion mit Borrelien eine Antibiotikatherapie häufig die meisten Symptome verschwinden lässt und dass sich die Laborparameter (also die Ergebnisse aufgrund von Labortests) günstig entwickeln. Nicht zweifelsfrei geklärt ist hingegen, ob es sich tatsächlich um eine Erstinfektion handelt oder ob der Patient bereits eine Infektion durchlebt hat, die vom Immunsystem gut kompensiert wurde.

Ebenso wenig ist derzeit eindeutig bewiesen, dass Antibiotika überhaupt vor einer Infektion schützen, egal, wie schnell sie nach dem Zeckenkontakt verabreicht werden. Im Frühstadium der Infektion treten oft keine typischen Symptome (Seite 24) auf – abgesehen von einer möglichen Wanderröte (Erythema migrans). Deshalb kann auch kein sicherer Krankheitsnachweis erbracht werden. Häufig entwickeln Patienten trotz frühzeitiger und ausreichender Einnahme von Antibiotika früher oder später doch eine Borreliose oder Co-Infektionen, die mit den typischen Beschwerdebildern einhergehen.

Das Mittel der Wahl

Die Strategie der antibiotischen Behandlung, insbesondere Art, Verabreichungsform und Einnahmedauer, richtet sich danach, ob Co-Infektionen vorhanden sind, welche Symptome auftreten und in welchem Krankheitsstadium sich der Patient befindet. Hinzu kommen individuelle Risikofaktoren wie beispielsweise Unverträglichkeiten gegen einzelne Antibiotika, Alter sowie Vorerkrankungen, etwa eine Nieren- oder Leberinsuffizienz.

DIE WICHTIGSTEN ANTIBIOTIKAGRUPPEN ZUR THERAPIE EINER BORRELIOSE

> **Makrolide**
Diese Arzneien wirken überwiegend intrazellulär und werden derzeit gerne bei Co-Infektionen eingesetzt.

> **Cephalosporine**
Gemeinsam mit Penicillin gehören sie zu einer der ältesten Antibiotikagruppen, die in der Borreliose-Therapie bis heute eingesetzt werden. Cephalosporine belasten vor allem Leber und Galle sowie den Magen-Darm-Trakt und können zu vielfältigen Nebenwirkungen in diesen Bereichen führen.

> **Tetracycline**
Eine Gruppe von Breitband-Antibiotika, die das Wachstum der Bakterien hemmen. Doxycyclin (aus der Gruppe der Tetracycline) wird gerne im Frühstadium der Borreliose eingesetzt. Minocyclin hat die Fähigkeit, die Blut-Hirn-Schranke gut zu überwinden und so das Zentralnervensystem zu erreichen.

Auch die persönliche Einstellung des Erkrankten gegenüber Antibiotika spielt eine nicht zu unterschätzende Rolle. Außerdem ist nicht auszuschließen, dass im Verlauf der Therapie verschiedene Nebenwirkungen auftreten. Das bedeutet, dass der behandelnde Therapeut eine Antibiotikatherapie, abhängig von der Krankheitssituation, vom klinischen Verlauf und von auftretenden Nebenwirkungen, immer wieder neu überdenken muss. Die häufigsten Nebenwirkungen sind Magen-Darm-Beschwerden, Leberfunktionsstörungen, allergische Reaktionen und die im nächsten Absatz beschriebene Herxheimer-Reaktion.

Herxheimer-Reaktion

Darunter versteht man die immunologische Reaktion des Körpers speziell auf Bakteriengifte, die meist infolge einer Antibiotikatherapie freigesetzt werden. Die dadurch im Organismus vorhandenen Entzündungsbotenstoffe können im schlimmsten Fall einen anaphylaktischen Schock, das heißt Herz-Kreislauf-Störungen mit Atemnot und gegebenenfalls Bewusstlosigkeit, auslösen. Typische Symptome für die Herxheimer-Reaktion sind Fieber, Kopfschmerzen, Schüttelfrost, Gelenk- und Muskelschmerzen, niedriger Blutdruck, Hautrötung und Nesselsucht sowie eine Verschlimmerung der Symptome der zugrunde liegenden Infektionskrankheit, hier also der Borreliose und ihrer Co-Infektionen. Im Prinzip sind das letztlich auch Anzeichen dafür, dass die eingeleitete Antibiotikatherapie wirksam ist. Dennoch kann die Herxheimer-Reaktion, die einen oder mehrere Tage andauert, für den Betroffenen sehr problematisch sein. Unter Umständen kann sie die Einhaltung der Therapie beeinträchtigen, schlimmstenfalls muss sie abgebrochen werden.

Übersäuerung – Ursachen und Folgen

Damit eine Borreliose-Behandlung zum Erfolg führen kann, muss der Übersäuerungsgrad im Gewebe reduziert und auf einen ausgeglichenen Säuren-Basen-Haushalt (Seite 104) geachtet werden. Der Begriff Übersäuerung wurde zunächst nur mit der Umwelt in Verbindung gebracht, beispielsweise mit dem Waldsterben

TIPP
Bei Antriebslosigkeit und Müdigkeit, vor allem morgens, kalten Füßen und Händen sowie Kopfschmerzen sollten Sie eine Übersäuerung Ihres Körpers in Betracht ziehen und einen naturheilkundlichen Therapeuten aufsuchen.

AUF EINEN BLICK: QUELLEN DER ÜBERSÄUERUNG

Zu den häufigsten Ursachen einer Übersäuerung zählen

> falsche Ernährungs- und Essgewohnheiten
> Genussmittel beziehungsweise Genussgifte (Alkohol, Nikotin, Drogen)
> Bewegungsmangel und einseitige körperliche Belastung
> Stress und negative Emotionen
> Medikamente (Schmerzmittel, Schlafmittel, Antibiotika)
> radioaktive und elektromagnetische Strahlung/Elektrosmog (ausgelöst durch Handy, schnurloses Telefon, Halogenlampen, Elektrosparlampen, Radio, Fernsehgerät, Mikrowelle)

> hohe Ozonwerte
> Agrargifte/Pestizide (beispielsweise gegen Insekten und Pilze)

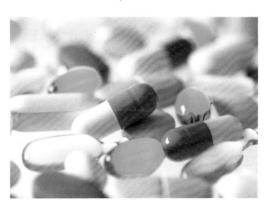

durch sauren Regen oder mit säurebelasteten Böden. Die Übersäuerung des menschlichen Organismus spielt jedoch gerade in den letzten Jahren eine wichtige Rolle. Durch die zunehmende Umweltbelastung mit den verschiedensten Giftstoffen und der Veränderung unserer Lebensbedingungen nimmt die Übersäuerung deutlich zu. Erschreckend ist dabei, dass auch immer mehr junge Menschen und sogar Kinder von einer Übersäuerung betroffen sind. Diese Übersäuerung ist verantwortlich für ein bakterien- und virenfreundliches Milieu und fördert damit eine Infektion. Deshalb ist es von größter Bedeutung, die Gefahrenquellen zu kennen und sie zu meiden sowie bereits vorhandene Giftstoffe aus dem Körper auszuleiten (Seite 66).

Biochemischer Hintergrund

Normalerweise herrscht im Körper ein Gleichgewicht zwischen Säuren (wie etwa Salzsäure und Essigsäure) und Basen (wie die Mineralstoffverbindungen Kalium- und Natriumhydroxid).

Eine Übersäuerung ist schwer nachweisbar. Der Urin-Teststreifen gibt eine ziemlich ungenaue bis falsche Aussage über den tatsächlichen Übersäuerungsgrad. Dennoch ist es nicht falsch, von einer Übersäuerung Ihres Körpers auszugehen, wenn Ihr Urin anhaltend sauer ist. Umgekehrt liegt jedoch bei Werten, die auf einen alkalischen/basischen Urin hinweisen, nicht zwangsläufig ein basisches Körpermilieu vor.

Ein Zuviel – egal ob an Säuren oder Basen – schadet dem Organismus. Säuren und Basen enthalten eine gewisse Menge an Wasserstoffverbindungen. Der Anteil dieser Wasserstoffverbindungen wird als pH-Wert ausgedrückt. Herrscht in unserem Organismus ein ausgeglichenes Verhältnis zwischen Säuren und Basen, dann liegt der pH-Wert zwischen 7,37 und 7,45. Bei Werten unter 7,37 sprechen die Mediziner von einer Azidose (Übersäuerung).

Um Auf- und Umbauprozesse durchzuführen, benötigt der Körper eine gewisse Menge an Säuren. Bekanntestes Beispiel ist die von unserer Magenschleimhaut gebildete und im Magensaft vorhandene Salzsäure. Sie ist der sauerste Bestandteil in unserem Körper und hat einen pH-Wert von 1,2 bis 3,0. Die Aufgabe dieser Säure besteht darin, einerseits mögliche Krankheitserreger abzutöten, die wir mit der Nahrung aufnehmen, andererseits Eiweiße zu denaturieren und der Verdauung zuzuführen.

Andere Organe, etwa der an den Magen anschließende Zwölffingerdarm, sind stark basisch und damit in der Lage, saure Nahrung zu neutralisieren, damit die darin enthaltenen Nährstoffe überhaupt aufgenommen werden können.

Was passiert im Körper?

Bindegewebe, Blut, Lunge und Ausscheidungsorgane arbeiten ständig zusammen, um die Säuren zu neutralisieren. Ist ihre Kapazität durch zu viele Säuren erschöpft, werden diese als Schlacken- beziehungsweise Giftstoffe im Binde- und Fettgewebe zwischengelagert, um sie zu einem späteren Zeitpunkt zu neutralisieren und zu entsorgen. Werden dem Körper nun permanent Säuren zugeführt oder produziert er selbst immer mehr, ohne sie ausscheiden zu können, kann dies zu den unterschiedlichsten Beschwerden führen. Die Schlacken werden an Gelenken und Muskeln abgelagert. Bindegewebe und Haut altern und erschlaffen vorzeitig. Es bilden sich Falten, und Cellulite entwickelt sich.

Säure und das Gewebe

Auch das Blut wird saurer. So werden die scheibchenförmigen, roten Blutkörperchen starr und unverformbar. Sie haben Schwierigkeiten, durch die kleinen und kleinsten Blutgefäße zu fließen. Das führt dazu, dass das umliegende Gewebe nicht mehr gut durchblutet wird, und die Zellen nicht mehr ausreichend mit Nährstoffen und Sauerstoff versorgt werden können. Die Folge sind zum Beispiel kalte Hände und Füße.

In extremen Fällen, wenn die Gefäße zusätzlich durch Nikotin verengt sind, sterben Zellen und Gewebe ab. Am Herzmuskel kann ein akuter Sauerstoffmangel zum Herzinfarkt führen. Organe wie der Magen produzieren durch bestimmte Kreisläufe bei Übersäuerung fortwährend Salzsäure, also auch dann, wenn gar keine Verdauung ansteht (siehe linke Seite). Unangenehmes Sodbrennen ist das erste Anzeichen dafür. Die Übersäuerung zieht sich dann entlang des Verdauungstraktes. Es kann zu Verschlackung und Verschlammung der Gallenflüssigkeit kommen, und es bilden sich Grieß oder Gallensteine.

Säure und das vegetative Nervensystem

Die Säure beeinflusst auch das vegetative Nervensystem, das nicht vom Bewusstsein reguliert wird und beispielsweise für Herzschlag, Verdauung, Schlaf und Atmung verantwortlich ist. Dabei wird der anregende Teil des vegetativen Nervensystems, der Sympathikus, besonders erregt. Es kommt zur permanenten Überreizung, bis der Körper erschöpft ist. Die Folgen: Müdigkeit und Schlafstörungen. Ein hyperaktiver Sympathikus ist auch die Ursache dafür, dass die Muskulatur zur Verkrampfung neigt, sogar im Bereich des Gehirns. Konzentrationsstörungen und Vergesslichkeit sind Auswirkungen davon. Gleichzeitig werden vermehrt Stresshormone ausgeschüttet, die gereizt und aggressiv machen. Studien belegen, dass Menschen, deren Organismus nicht übersäuert ist, fröhlicher, entspannter und belastbarer sind.

Die Liste der negativen Auswirkungen bei Übersäuerung ließe sich beliebig fortsetzen und erinnert an viele Symptome bei Borreliose und ihren Co-Infektionen (Seite 24).

TIPP

Am besten funktioniert der menschliche Organismus im basischen bis neutralen Bereich (Seite 104). Borreliose-Patienten sollten sich vorwiegend mit basenreichen Vollkornprodukten ernähren.

Wochenprogramm gegen Übersäuerung

Eine Übersäuerung des Körpers hat viel damit zu tun, wie Sie mit sich und Ihrem Körper umgehen und welchen Gefahren Sie ihn aussetzen. Viele Menschen sind einfach zu sorglos oder gleichgültig. Mit den folgenden Empfehlungen, ein bisschen Disziplin und viel gutem Willen tun Sie sich Gutes und eine Menge für Ihre Gesundheit – und das nachhaltig.

> Täglich ein etwa 30-minütiger Spaziergang an der frischen Luft – am besten vor 9.00 Uhr morgens. Vielleicht können Sie den Weg zum Arbeitsplatz dafür nutzen.

> 2-mal pro Woche eine halbe Stunde Bewegungstraining: walken, joggen, Fahrrad fahren, wandern, schwimmen, Gymnastik oder Aerobic. Entscheiden Sie sich für das Training, das Ihnen am meisten Freude bereitet. Das erhöht die Chance, die guten Vorsätze nicht bald schon wieder über Bord zu werfen.

> 1-mal pro Woche Sauna: Sehr zu empfehlen ist die Biosauna mit Farblichttherapie oder eine Dampfsauna, beide mit niedrigerer Temperatur (circa 60 °C). Damit wird auch ein leicht instabiler Kreislauf nicht überbelastet, und Sie können sich länger in der Sauna aufhalten. Das hat einen größeren Effekt auf die Borrelien, die Hitze über 42 °C nicht vertragen. Je nach gesundheitlicher Verfassung sollten Sie Ihren Arzt dazu befragen.

> 1-mal pro Woche ein Fußbad, Teil- oder Vollbad: Die Wirkung können Sie mit Kräutern oder Basensalz verstärken. Um einer Übersäuerung vorzubeugen, eignen sich Salzbäder, zum Beispiel mit Himalayasalz oder anderen Salzen in guter Qualität; nach Ayurveda eine Kombination aus einem Natur-Steinsalz, Bio-Molke, Jasmin- und Rosenblüten. Kräuter können entspannend oder anregend wirken. Sie können sich nach Ihren individuellen Vorlieben und Verträglichkeiten richten.

> 2-mal pro Woche mindestens 15 Minuten bewusste Entspannung: Gönnen Sie sich eine Auszeit, einfach nur relaxen. Statt sich körperlich zu betätigen, sollten Sie sich auf eine tiefe, regelmäßige Atmung konzentrieren oder meditieren, den Gedanken nachhängen, ohne die Lösung für ein Problem zu suchen. Besonders erholsam ist eine Meditation in der freien Natur oder an einem Ihrer Lieblingsorte.

> 5-mal pro Woche auf gesunde Ernährung achten: Regionales und Saisonales in Bioqualität sollte auf dem Speiseplan stehen. Dazu Vollkornprodukte, am besten alles frisch zubereitet. Fertiggerichte sind tabu. Es bleiben ja immer noch zwei Tage, an denen Sie etwas lässiger sein dürfen.

> Täglich ausreichend trinken – am besten natürliches Quellwasser.

Vieles kann krank machen

Die meisten Menschen der westlichen Industrienationen führen in gewisser Weise ein Leben im Überfluss. Wenn es darum geht, Hunger und Durst zu stillen, bleibt kaum ein Wunsch offen. Letztlich stehen uns Nahrungsmittel fast rund um die Uhr und das ganze Jahr über zur Verfügung: Südfrüchte, Kirschen und Erdbeeren im Winter, billiges Fleisch und günstiger Fisch beinahe in jedem Supermarkt, Brot und Brötchen bereits vorgebacken. Und was vergessen wurde zu kaufen, gibt es am späten Abend und am Wochenende an der Tankstelle.

Ähnliches gilt für Körper-, Haut- und Haarpflege: Ganz gleich, ob es sich um Bade- und Duschgels, Lotionen, Tages- und Nachtcremes, Shampoos, Haarsprays oder Schaumfestiger handelt – die Regale sind voll mit bunten Fläschchen sowie großen und kleinen Tuben. Und auch bei Kosmetika ist die Auswahl riesig: Parfums in allen Preislagen, Nagellack und Lippenstifte in allen Farben, Gesichtspuder und Lidschatten füllen die Drogeriemärkte und Discounterketten.

Für unser Haus oder unsere Wohnung gibt es ebenfalls jede Menge an nützlichen und unnützen Dingen: Tapeten und Wandanstriche, Möbel, Vorhänge und Gardinen, Stoffe und Dekorationsgegenstände können nach Belieben ausgewechselt werden. Und wenn uns die eigenen vier Wände überhaupt nicht mehr zusagen, geht es ab in den Urlaub: Per Auto, Bahn, Schiff oder Flugzeug ist es problemlos möglich, an fast jeden Punkt der Erde zu gelangen. Und damit man für Familie, Freunde und Geschäftspartner zu Hause erreichbar bleibt, gibt es Mobilfunk.

Chemische Gifte

Kein Wunder, dass dieses Leben einen hohen Tribut fordert. Tag für Tag setzen unzählige Giftstoffe unserem Körper und unserer Gesundheit zu. Die Atemluft ist mit Rußpartikeln, Feinstaub, Stickoxiden und anderen Abgasen aus Verkehr und Industrie belastet. Dazu kommt der Elektrosmog von Mobiltelefonen, Sendemasten und Computern. Eine weitere große Gefahrenquelle bilden Trinkwasser und Nahrungsmittel. Manche Flüsse und Seen

WICHTIG
Abgelaufene Medikamente gehören nicht in den Müll. Die Wirkstoffe könnten auf Deponien bei Niederschlägen in den Boden gespült werden und das Grundwasser verunreinigen. Arzneimittel, die Sie entsorgen möchten, nehmen Apotheken entgegen.

sind mit Nitrat- und Phosphatsalzen, Nitro- und Chlorverbindungen, Öl und Fäkalien verpestet, dazu kommen gefährlich hohe Konzentrationen an Schwermetallgiften wie Arsen, Cadmium, Blei und Kupfer. Kläranlagen können oft nur einen Teil der chemischen Gifte beseitigen. Und Hormone, wie sie beispielsweise die Antibabypille enthält, können überhaupt nicht abgebaut werden. Trinkwasser, Obst und Gemüse enthalten Pestizide. Die Nahrungsmittelindustrie setzt außerdem eine breite Palette an Chemikalien als Geschmacksverstärker, Süß-, Farb- und Aromastoffe, Konservierungs-, Antioxidations- und Säuerungsmittel ein. Hinzu kommen noch Antibiotika und Anabolika aus der Tierhaltung.

Die Nahrungskette

Die industrielle Massenproduktion verschiedener Güter belastet die Umwelt noch auf andere Weise: Weltweit werden pro Jahr viele Tonnen an Dioxinen und chemisch verwandten Giftstoffen freigesetzt, die sich im Boden ansammeln und auch in Futterpflanzen gelangen. Diese werden von Nutztieren aufgenommen – und am Ende dieser Nahrungskette steht der Mensch. Wir verzehren Eier, Milch, Fleisch und Fisch und reichern damit die Giftstoffe in unserem Fettgewebe an. Schon winzige Mengen an Dioxin können ernsthafte Erkrankungen nach sich ziehen, wie beispielsweise chronische Müdigkeit, Depressionen und eine chronische Immunschwäche.

Antioxidativer Schutz

Der Körper kann Gifte, die zur Übersäuerung führen, nicht komplett ausscheiden. Sie werden als Stoffwechselschlacken im Bindegewebe eingelagert. Um sie auszuschwemmen, erfüllen Mineralien und Spurenelemente eine wichtige Funktion: Sie regen den Stoffwechsel an, aktivieren das Bindegewebe, sorgen für eine gute Durchblutung und beeinflussen den Stoffaustausch der Zellen, indem sie die Zellen bei der Abgabe von Giftstoffen unterstützen. Außerdem lösen sie Stoffwechselblockaden und stärken das Immunsystem. Zu den wichtigsten Mineralien und Spurenelementen zählen Magnesium, Kalzium, Kalium, Zink, Jod und Selen.

WICHTIG
Wenn Sie bei Borrelieninfektion an einer Laktoseintoleranz leiden, sollten Sie auf Kuhmilch und Kuhmilchprodukte unbedingt verzichten. Essen Sie stattdessen Produkte aus Schaf- und Ziegenmilch und grünes Gemüse, um Ihren Kalziumbedarf zu decken.

GU-ERFOLGSTIPP   BASENCITRATE GEGEN SÄUREÜBERSCHUSS

Bei chronischer Übersäuerung durch bakterielle und virale Infektionen unterstützen basische Mineralienstoffe den Organismus bei der Entsäuerung. Durch ihre Einnahme werden freie Säuren neutralisiert und Symptome wie zum Beispiel Entzündungen und Schmerzen reduziert.

Die besten Erfolge erzielen Sie mit Basencitraten. Basenpulver, die häufig auch Zucker und Magnesiumstearate enthalten, werden von Borreliose-Patienten zumeist sehr schlecht vertragen. Viele reagieren mit Übelkeit, Völlegefühl, Durchfällen und Erbrechen. Basencitrate wie zum Beispiel Magnesium-, Kalzium- und Kaliumcitrat in magensaftresistenter Kapselform werden dagegen erst im Darm resorbiert und sind dadurch gut verträglich. Basencitrate sind mittlerweile von verschiedenen Firmen in Kapselform erhältlich. Sie sollten die Kapseln je nach Empfehlung des Herstellers vor allem vor dem Schlafengehen und am Morgen einnehmen.

Achten Sie darauf, sich ausgewogen zu ernähren und über hochwertige Nahrungsmittel ausreichende Mengen der basisch wirkenden, lebensnotwendigen Mineralien aufzunehmen.

Magnesium

Magnesium reguliert den Säure-Basen-Haushalt, ist an der Energiegewinnung der Zellen beteiligt, aktiviert etwa 300 Enzyme für die Energieversorgung von Leber und Herz und beugt Stress vor. Magnesium sorgt für ein gutes Zusammenspiel von Nerven und Muskeln und schützt vor Muskelkrämpfen. Gute Quellen für Magnesium sind vor allem Vollkornprodukte, Hülsenfrüchte, Bananen, Aprikosen und alle grünen Gemüse.

Kalzium

Kalzium ist wichtiger Baustoff für Knochen und Zähne, Muskeln und Nerven. Es verhindert die Einlagerung von Blei. Es spielt außerdem eine wichtige Rolle bei der Blutgerinnung. Kalzium findet sich reichlich in Milch und Milchprodukten (bei Laktoseintoleranz den Hinweis »Wichtig« links beachten), aber auch in Hartkäse, Bohnen, Grünkohl und Sojabohnen.

Kalium

Kalium ist am Wasserhaushalt des Körpers beteiligt, stärkt Herz und Muskeln und hilft dabei, Säuren aus den Zellen zu lösen und den Stoffwechsel zu entgiften. Es unterstützt die Reizleitung über die Nervenbahnen und damit die Aktivität der Muskeln. Kalium ist in Obst, vor allem in Bananen, Trockenfrüchten, Fruchtsäften und im Gemüse enthalten.

Zink

BEI PROBLEMEN MIT DER HAUT
Zink wird auch bei Hautproblemen eingesetzt: Akne-Cremes und Shampoos für Probleme mit der Kopfhaut sollen die Heilung beschleunigen.

Zink ist als Spurenelement an der Bildung von Hormonen und mehr als 100 Enzymen beteiligt, die für den Stoffwechsel von Proteinen, Kohlenhydraten, Fett und Nukleinsäuren zuständig sind. Außerdem ist es wichtig für die Speicherung von Insulin und die Stärkung des Immunsystems. Zink aktiviert auch ein Enzym, das für die Entsäuerung von großer Bedeutung ist. Wenn der Körper ausreichend mit Zink versorgt ist, können Leber und Nieren effizient arbeiten und Giftstoffe aus dem Körper ausleiten. Geflügel, Eier, Käse und Rindfleisch sind Zink-Lieferanten.

Jod

Jod ist ein essenzieller Bestandteil der beiden Schilddrüsenhormone Thyroxin und Trijodthyronin und damit für den gesamten Stoffwechsel unseres Körpers lebenswichtig. Jod nehmen Sie mit gutem Mineralwasser, mit Meereslebewesen wie Algen, Fisch und Muscheln, aber auch mit Produkten aus Vollkorngetreide wie Brot sowie mit Milch und Milchprodukten auf.

Selen

Selen fungiert als Antioxidans und als Motor des für die Entgiftung wesentlichen Gluthations. Mit ausreichend Selen können Giftstoffe und Schwermetalle leichter und schneller ausgeschieden werden. Außerdem unterstützt Selen die Aktivität des Immunsystems, indem es die Produktion spezieller Antikörper und natürlicher Killerzellen steigert. Und es aktiviert die Lymphbahnen, die für den Abtransport von Schlacken verantwortlich sind. Selen ist in Fleisch, Seefisch und Eiern enthalten.

INFO

Tipps für ein gesundes Wohnen

Schadstoffe befinden sich nicht nur im Freien, sondern zunehmend auch in Innenräumen. Hier stehen vorwiegend Ausdünstungen von Baustoffen im Vordergrund. Spanplatten, Farben und Lackierungen, aber auch Teppichböden geben einen bedenklichen Chemiecocktail an die Luft ab. Dadurch können sich Schadstoffe sowie Schimmelpilze und Bakterien in Wohnräumen ansammeln. Wohnraumgifte schädigen unser Wohlbefinden und können langfristig zu schweren chronischen Erkrankungen führen. Sie sind zum Beispiel Auslöser von depressiven Verstimmungen, Angst und Panikattacken, Kopfschmerzen und Migräne, Allergien, unklaren Herzbeschwerden und erhöhten Infektanfälligkeiten. Die folgenden einfachen Ratschläge helfen Ihnen, etwas für Ihre Gesundheit zu tun und damit Ihr Allgemeinbefinden zu verbessern.

Maßnahmen gegen Schimmelpilze

> Sorgen Sie für ausreichende Belüftung in Ihrer gesamten Wohnung. Pro Tag viermal zehn Minuten lüften ist das Minimum. Dabei werden die Fenster nicht nur gekippt, sondern vollständig geöffnet.

> Verwenden Sie keine Raumluftbefeuchter, sondern lieber feuchte Tücher, die Sie – speziell bei Atemwegserkrankungen – über die Heizkörper hängen.

> Platzieren Sie Schränke nicht direkt an Außenwände. Bei etwas Abstand kann die Luft auch hinter den Schränken zirkulieren.

> Verzichten Sie auf Holzverkleidungen in Innenräumen.

> Leeren Sie Abfallbehälter für Biomüll rechtzeitig, ehe sich Schimmelpilze bilden.

> Stellen Sie Ihre Topfpflanzen von Erde auf Substratnährböden um.

Maßnahmen gegen Elektrosmog

> Halten Sie Ihr Schlafzimmer möglichst von leistungsstarken Elektrogeräten frei.

> Verzichten Sie auf elektrische Heizdecken und elektrisch beheizbare Wasserbetten.

> Stellen Sie elektrische Kleingeräte wie Radiowecker oder Leselampe mit einem Mindestabstand von einem Meter zum Bett auf.

> Halten Sie Fernseher, CD-Player, Computer und Ähnliches nicht im Stand-by-Modus.

> Ein Mobiltelefon sollte auch im ausgeschalteten Zustand nachts nicht im Schlafraum liegen.

> Beachten Sie, dass Neonleuchtstoffröhren, Halogen- und Sparlampen meist starke elektromagnetische Felder aufweisen.

> Wenn Geräte über längere Zeit nicht genutzt werden, sollten Sie den Netzstecker ziehen und Verlängerungskabel mit einem Schalter gänzlich abschalten.

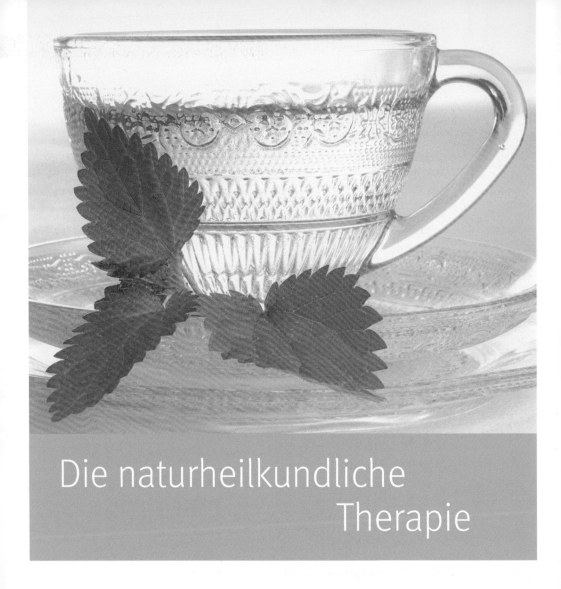

Die naturheilkundliche Therapie

»Gegen jede Krankheit ist ein Kraut gewachsen.« Diese Volksweisheit hat auch bei Borreliose und ihren Co-Infektionen Gültigkeit. Die Wirkung der Phytotherapie liegt jedoch nicht darin, Kräuter nach dem Motto »viel hilft viel« zu verabreichen, sondern den Patienten eigenverantwortlich in die Therapie mit einzubeziehen und auf seine Lebenssituation einzugehen. Mit dem Wissen aus diesem Kapitel ist Phytotherapie in Absprache mit einem naturheilkundlich geschulten Therapeuten gut zur Therapie geeignet.

Heilung mit Pflanzen

Viele der erfolgreichsten Arzneimittel enthalten Wirkstoffe, die aus der Pflanzenwelt stammen, beispielsweise das Herzmittel Digitalis aus dem Fingerhut oder Morphin aus dem Schlafmohn. Aufgrund der zunehmenden Zahl chronisch Kranker – trotz angeblich bester medikamentöser Versorgung – und der stetig steigenden Kosten und zusätzlichen Nebenwirkungen pharmakologisch hergestellter Präparate erfährt die Therapie mit Heilpflanzen heute eine enorme Renaissance. Die Pflanzen liefern neben Vitaminen, Spurenelementen (zum Beispiel Eisen und Zink) und Mineralstoffen (etwa Kalium und Kalzium) unter anderem auch ätherische Öle sowie Bitter-, Schleim- und Gerbstoffe, die der Gesundheit des menschlichen Organismus auf vielfältige Weise zugutekommen. Die bekannteste Art, Heilpflanzen zu verabreichen, sind Teemischungen. Aber auch in Form von Pulver, Tropfen und Kapseln zum Einnehmen sowie für Auflagen, Packungen, Wickel und zum Inhalieren sind sie geeignet, Infektionen im Heilungsprozess zu unterstützen und das Immunsystem zu stabilisieren.

TIPP

Um eine optimale Heilwirkung zu erzielen, sollten Sie darauf achten, Heilkräuter und Heilpflanzen nur aus kontrolliert-biologischem Anbau zu verwenden. Fragen Sie im Zweifelsfall Ihren Apotheker!

Kräutertee

Am häufigsten werden pflanzliche Heilmittel als Tee eingenommen. Tee ist schnell und einfach zubereitet. Die heilkräftigen Pflanzenteile werden zerkleinert und in eine Tasse oder Kanne gegeben. Die Faustregel: pro Tasse etwa einen gehäuften Teelöffel getrockneter oder einen gestrichenen Esslöffel frischer Kräuter verwenden. Diese Menge sollten Sie nicht überschreiten, denn höhere Dosierungen können größere gesundheitliche Beeinträchtigungen zur Folge haben. So kann ein Ausleitungstee mit Brennnesseln bei Menschen mit Herz-Kreislauf-Erkrankungen zu Schwindel, Blutdruckabfall und Herzbeschwerden führen.

Zubereitung

Die Kräuter werden mit kochendem Wasser übergossen (Ausnahme ist der Grüntee, da sollte das Wasser nicht kochen), wobei Blüten und zarte Pflanzenteile circa drei bis fünf Minuten, festere Pflanzenteile wie Wurzeln circa zehn bis 15 Minuten zugedeckt ziehen

---

EIN TEE ZUM AUSLEITEN

Um Schadstoffe auszuleiten und Entzündungen zu hemmen, ist folgende Kräutermischung besonders hilfreich:

20 g Brennnessel | 20 g Mariendistel | 20 g Löwenzahn | 20 g Schafgarbe

In Bioqualität im Reformhaus oder in der Apotheke mischen lassen. Übergießen Sie pro Tasse circa einen Esslöffel der Kräutermischung mit kochendem Wasser und lassen Sie den Tee mindestens fünf Minuten ziehen. Trinken Sie zwischen morgens und etwa 14.00 Uhr ein bis drei Tassen davon (siehe GU-Erfolgstipp auf der rechten Seite).

Sie können die Teemischung variieren, indem Sie zusätzlich 20 g Ringelblume und/oder 20 g Walnuss hinzufügen.

---

müssen. Anschließend wird der Tee durch ein nicht metallisches Sieb oder durch Papierfilter abgeseiht. Am besten lassen Sie den Tee abkühlen, ehe Sie ihn trinken. Kräutertees sollten in der Regel etwa eine halbe Stunde vor dem Essen getrunken werden.

Pflanzenpulver

Wenn Heilkräuter auf schonende Weise getrocknet werden, bewahren sie nahezu alle ihre Wirkstoffe in sehr konzentrierter Form, da ihre natürliche Struktur erhalten bleibt. Ihre ätherischen Öle dienen dabei als natürliche Konservierungsstoffe. Früher wurden Kräuter häufig so verwendet, heute ist diese Form der Verarbeitung eher selten.

Zubereitung

Grundsätzlich können Kräuter mithilfe einer Gewürzmühle oder im Mörser zu feinem Pulver verarbeitet werden. In dieser Form kann sie der Verdauungstrakt leichter aufnehmen. Leichter einzunehmen und praktischer zu dosieren ist jedoch das zu Tabletten gepresste Pulver. Die Tabletten und Pulver erhalten Sie in naturheilkundlich ausgerichteten Apotheken.

Tinkturen

Tinkturen sind alkoholische Aufsätze von Kräutern, die meist mit 70prozentigem Alkohol zubereitet sind, was bei Heilpflanzen mit gut alkohollöslichen Wirkstoffen (zum Beispiel Gerbstoffdrogen) von Vorteil ist. Immer wieder ist zu hören, alkoholische Lösungen würden viel Alkohol enthalten und seien deshalb bedenklich und ungesund. In einem Glas Apfelsaft ist durch den Gärungsprozess jedoch mehr Alkohol enthalten als in der täglichen Dosierung alkoholischer Tropfen. Basis einer Tinktur ist wiederum das getrocknete und zerkleinerte Kraut. Am besten besorgen Sie sich eine fertige Tinktur, die Sie in vielen naturheilkundlich ausgerichteten Apotheken erhalten.

Eine Tinktur zum Ausleiten

Zur allgemeinen Ausleitung sind Tinkturen mit Kräutern wie zum Beispiel Mariendistel, Brennnessel, Goldrute, Bärlauch, Giersch und Hauhechel sehr zu empfehlen. Diese regen die Leber und die Nieren an.

Umschläge, Auflagen, Wickel

Heilkräuter und Heilpflanzen, die keine reizende Wirkung ausüben, können direkt auf die zu behandelnden Stellen aufgelegt werden. Der Saft einer frischen Aloe Vera-Pflanze auf die Haut gestrichen, hat eine sehr positive Wirkung bei Entzündungen.

Anwendung

Frische Kräuter werden zerkleinert und erwärmt, getrocknete Kräuter mit heißem Wasser übergossen, um sie als Auflagen oder Umschläge zu verwenden. Die Wirkungszeit beträgt einige Minuten bis zwei Stunden. Diese Anwendungen können jederzeit wiederholt werden. Bei den nachfolgend aufgeführten Beschwerden wählen Sie die dort genannten Kräuter:

GU-ERFOLGSTIPP

NUTZEN SIE DIE BESTE TAGESZEIT

Die Tageszeit spielt für die erfolgreiche Ausleitung von Schadstoffen aus dem Körper eine wichtige Rolle. Die beste Zeit ist morgens bis mittags, um die über Nacht entstandene Übersäuerung auszugleichen. Zu einer späteren Tageszeit ist eine regelmäßige Ausleitung nur begrenzt empfehlenswert, da Schlafstörungen durch Nieren- oder Leberbelastung und vermehrtes Wasserlassen entstehen können. Herzkranke und kreislaufschwache Patienten sollten regelmäßig ihren Blutdruck und Puls kontrollieren und Veränderungen umgehend mit ihrem Therapeuten besprechen.

Bei Husten und Brochitis

Bei hartnäckigem Husten oder Bronchitis (beides Symptome bei Infektionen mit Clamydien, Seite 37) verschafft eine Auflage aus Bockshornklee Linderung. Dafür zerreiben Sie frischen Bockshornklee aus der Apotheke oder dem Reformhaus in einem Mörser, verrühren ihn mit heißem Wasser zu einer Paste und legen diese so warm wie möglich direkt oder in einem Tuch auf die Brust. Lassen Sie die Auflage über Nacht einwirken.

Bei Hautirritationen

Umschläge mit Basensalzen (etwa Himalajasalz) oder Rechtsregulat (ein fermentiertes Konzentrat aus Früchten, Nüssen und Gemüse) helfen bei Neurodermitisschüben der Haut, die durch Borreliose ausgelöst werden.

Bevor Sie einen Umschlag anlegen, am besten lokal baden (bei Irritationen zum Beispiel an der Hand diese etwa 10 bis 20 Minuten in ein Salz- oder Rechtsregulat-Bad legen) und dann über Nacht einen Umschlag mit demselben Konzentrat einwirken lassen. Salze sind in der Konzentration isotonisch, das heißt, ein Salzbrocken löst sich so lange in Wasser auf, bis die isotonische Konzentration erreicht ist (den Rest des Salzklumpens zur Weiterverwendung aufbewahren). Das Rechtsregulat wird pur oder leicht verdünnt angewendet. Je nach Wirkung und Verträglichkeit entscheiden Sie, welches Konzentrat Sie auf Dauer wählen.

Bei Kopfschmerzen

Kopfschmerzen sind immer Zeichen einer Schlackenbelastung. Zur Ausleitung (Seite 66) empfehlen sich Meerrettichauflagen. Reiben Sie frischen, ungeschälten Meerrettich und verrühren Sie ihn mit wenig heißem Wasser. Die Paste verstreichen Sie dick in ein Tuch, das Sie circa 10 bis 15 Minuten in den Nacken legen. Die Inhaltsstoffe werden über die Haut aufgenommen.

Bei Gelenkschmerzen

Gelenkschmerzen, die aufgrund von Entzündungen auftreten, können erfolgreich mit einem Kohlwickel behandelt werden.

Dazu klopfen Sie mit dem Hammer weiße Kohlblätter solange flach, bis der Saft austritt. Dann legen Sie die Blätter um das schmerzende Gelenk, umwickeln sie mit einer Binde und lassen sie über Nacht einwirken. Der Wickel riecht zwar etwas unangenehm – um nicht zu sagen streng – doch er ist sehr wirksam, weil der Kohlsaft die Entzündung aus dem Gelenk zieht. Meist sind die Blätter am nächsten Morgen braun.

Bäder

Kräuterbäder sind wohltuend und heilsam. Jeder kennt das Erkältungsbad mit wirksamen ätherischen Ölen und Kräutern. Kräuterbäder eignen sich auch hervorragend zur Vorbeugung bei bestimmten Krankheiten. Ein Sitz-, Fuß- oder Handbad wirkt immer gezielt auf bestimmte Körperregionen. Doch ist es ratsam, auch bei einem solchen Teilbad die anderen Körperregionen warm zu halten.

LINDERNDE SITZBÄDER BEI INFEKTIONEN IM GENITALBEREICH

Die jeweilige Heilkräuter-Essenz wird wie in der Tabelle angegeben zubereitet und dann dem warmen Sitzbad beigegeben. Bleiben Sie etwa 10 bis 15 Minuten lang im Wasser sitzen.

Anwendung bei	Heilpflanze	Anwendungsart	Wirkung
Juckreiz, Brennen, vermehrter Fluor, unangenehmer Geruch im Genitalbereich	Eichenrinde, Kamille, Ringelblume	verdünnter Extrakt (fertig aus der Apotheke)	entzündungshemmend, Juckreiz lindernd, Achtung: färbt!
vermehrt störender, weißlicher Ausfluss	Frauenmantel-Kraut	20 g auf 2 Liter Wasser, überbrühen, 10 Minuten ziehen lassen, abkühlen	entzündungshemmend
Juckreiz, Rötung, Schmerzen	Malvenblüten, Kamille, Ringelblume	20 g auf 2 Liter Wasser, nur kurz überbrühen, 30 Minuten ziehen lassen, abkühlen	anfeuchtend, Juckreiz lindernd, entzündungshemmend

Anwendung

Das Wasser sollte nicht heißer als 35 bis 40 °C sein und das Bad nicht länger als 20 bis 30 Minuten dauern, damit der Kreislauf nicht überbelastet wird. Gerade Borreliose-Patienten haben häufig einen schwachen Kreislauf. Nach dem Bad ist mindestens eine Stunde Ruhe zu empfehlen.

Ein Bad zum Ausleiten

Zur Ausleitung eignen sich Fußbäder mit Basen- oder Senfmehlzusätzen, die Sie jedoch nicht öfter als dreimal pro Woche anwenden sollten, um Ihren Kreislauf nicht zu sehr zu belasten. Achten Sie darauf, ob das Fußbad eher anregend oder entspannend auf Sie wirkt. Und wählen Sie dementsprechend die Tageszeit.

Inhalieren

Bei Entzündungen des Nasen-Rachen-Raumes, vor allem der Nasennebenhöhlen (Borreliose-Patienten leiden häufig darunter), hilft das Inhalieren mit Heilkräutern. Besonders lindernd wirken Kamille, Salbei und Myrte. Natürlich hilft auch Kochsalz.

Anwendung

Die Kräuter Ihrer Wahl geben Sie in eine große Schüssel und fügen heißes Wasser hinzu. Hängen Sie beim Inhalieren ein Handtuch über den Kopf, um den Dampf direkt einzuatmen.

WICHTIG
Kinder sollten mindestens fünf Jahre alt sein, wenn sie inhalieren. Doch auch dann müssen sie beaufsichtigt werden, damit sie sich nicht verbrühen.

Das Inhalieren mit Heilkräutern wirkt lindernd bei Atemwegsproblemen.

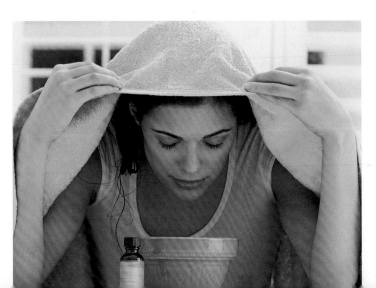

Phytotherapie speziell bei Borreliose

Um den Kreislauf Bakterienvermehrung – Bildung von Neurotoxinen – Milieuveränderung zu unterbrechen, müssen folgende Maßnahmen ergriffen werden:

> Abtötung der Bakterien durch bakterizide Kräuter (nächster Abschnitt),
> Ausleitung der Neurotoxine und Entsäuerung (Seite 66) sowie
> unterstützende Therapie von unter Borreliose und ihren Co-Infektionen in einer Herxheimer-Reaktion oder im Borrelioseschub entstehenden Symptomen.

Abtötung der Bakterien

Zur Abtötung der Bakterien haben sich verschiedene Kräuter mit bakterizider Wirkung besonders bewährt. Es ist jedoch zu beachten, dass es – ähnlich wie unter einer Antibiotikatherapie – hierbei zu einer nicht zu unterschätzenden Herxheimer-Reaktion (Seite 46) kommen kann. Sie kann sofort einsetzen, häufig tritt sie jedoch auch erst nach drei bis sechs Wochen auf.

Die besten Erfolge zur Abtötung der Bakterien erzielen Sie mit der Wilden Karde und dem Einjährigen Beifuß in Kombination mit der Zistrose.

GU-ERFOLGSTIPP   HEILKRÄUTER RICHTIG ANGEWANDT

Für naturheilkundliche Mittel gilt – ebenso wie für allopathische Arzneimittel –, dass sie nicht unbedenklich eingesetzt werden sollten. Auch bei Heilpflanzen können unliebsame Nebenwirkungen auftreten. Die Wirkung von Phytopharmaka sollte nicht unterschätzt werden.

Da die Dosierungen der Kräuter individuell sehr unterschiedlich sind, sollten sie mit einem erfahrenen Therapeuten abgesprochen werden. Allgemeine Empfehlung: Ohne Beratung durch einen naturheilkundlichen Therapeuten sind alkoholische Tinkturen nicht in höherer Dosis als dreimal zwei Tropfen täglich einzunehmen .

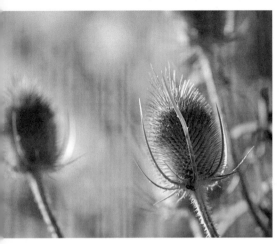

Die heilende Wirkung der wilden Karde kommt aus den Wurzeln.

Der einjährige Beifuß verströmt einen starken, angenehmen Duft.

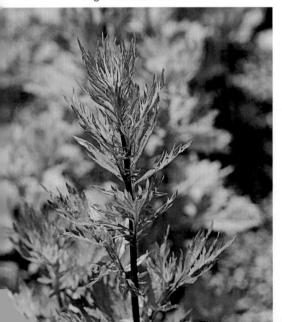

Wilde Karde (Dipsacus sylvestris)

Von der Wilden Karde gibt es zwölf Unterarten, die aus der Weberkarde oder Weberdistel gezüchtet wurden. Die getrockneten Blütenköpfe dienten bis ins 20. Jahrhundert zum Kämmen und Bürsten von Wollstoffen. Die Weberkarde ähnelt einer Distel und gedeiht als zweijährige Pflanze in ganz Europa. Zweijährig bedeutet, dass sie im ersten Jahr ihre Kraft sammelt, um im zweiten Jahr eine Höhe von ein bis zwei Metern zu erreichen. Die lateinische Bezeichnung Dipsacus bedeutet Durst und bezieht sich auf die Fähigkeit der langen Kardenblätter, Regenwasser aufzunehmen, das Vögeln und Wanderern dient, ihren Durst zu stillen.

Die Kardenwurzel tötet nicht nur Bakterien ab, sondern sie regt auch den Galle- und Leberstoffwechsel an, ist blutreinigend sowie harn- und schweißtreibend. Sie kann innerlich als Tinktur oder als Tee eingesetzt werden. Äußerlich findet sie gegen Hautausschläge und Entzündungen, aber auch als Wundheilmittel oder Bleichmittel, Verwendung.

Einjähriger Beifuß (Artemisia annua)

Das Beifußkraut, eine einjährige Pflanze aus der Familie der Korbblütler, zählt zu den ältesten Heilkräutern. In Deutschland gedeiht er vor allem entlang der Elbe. Der echte (oder gewöhnliche) Beifuß wird als Beruhigungsmittel vor dem Schlafengehen, bei Epilepsie und in der Frauenheilkunde eingesetzt. Der Einjährige Beifuß wurde aufgrund seiner guten Wirkung gegen Malaria bekannt. Sein Hauptbestandteil, das Artemisin, wird derzeit pharmakologisch erforscht. Ihm werden bakterizide und fungizide Wirkungen zugeschrieben. Vor allem bei den hartnäckigen Chlamydien-Infektionen (Seite 37), aber auch bei anderen Co-Infektionen der Borreliose, werden mit dem einjährigen Beifuß hervorragende Ergebnisse erzielt.

Beifuß verwende ich als Tinktur in Kombination mit Karde. Er ist aber auch als Tee sowie frisch oder getrocknet innerlich und äußerlich anwendbar. Ein Fußbad mit Beifuß wirkt bei Blasenentzündungen lindernd.

Zistrose (Cistus spec.)

Zistrosengewächse sind im gesamten Mittelmeerraum und auf den Kanarischen Inseln verbreitet. Die buschigen, stark verzweigten Sträucher oder Zwergsträucher sind ein typischer Bestandteil der Macchia und tragen viel zu deren aromatischem Duft bei. Die Zistrose hat aufgrund ihres hohen Gehaltes an ätherischen Ölen und den darin enthaltenen Gerbstoffen und Flavonoiden eine außerordentliche Heilkraft.

Studien ergaben, dass sich die Gerbstoffe der Zistrose an Proteine anlagern und es Bakterien erschweren, in die Zellen ihres Wirts einzudringen. Eine abtötende Wirkung auf Borrelien ist nicht zu beobachten. Sicher ist dagegen, dass die Zistrose (außer im Falle von Erkältungsbeschwerden, Magen- und Darmleiden, Neurodermitis und Pilzinfektionen) das Immunsystem stärkt, stark entzündungshemmend wirkt sowie Schwermetalle ausleitet (Seite 78) und sich deshalb zur Behandlung von Borreliose und ihren Co-Infektionen eignet. Cistus ist gut verträglich, kann allerdings bei Ausleitung von hoher Schwermetallbelastung verschiedene Nebenwirkungen wie zum Beispiel Blutdruckschwankungen, Entzündungen und Müdigkeit auslösen.

Cistus ist als Tee, in Tablettenform und in Form alkoholischer Tropfen erhältlich. Zu empfehlen sind dreimal täglich 2 bis 3 Tabletten oder 1 bis 3 Tropfen. Nach meiner Erfahrung ist Cistus als alkoholische Tinktur wirksamer.

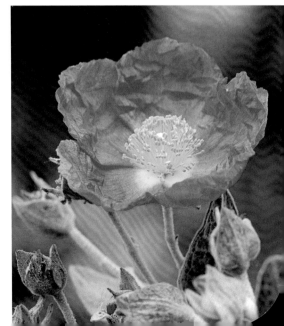

Die Zistrose stärkt das Immunsystem und ist entzündungshemmend. Das Harz aus ihren Blättern wurde im alten Ägypten zum Räuchern verwendet.

Ausleitung der Neurotoxine und Entsäuerung

Wie Sie inzwischen wissen, spielen die Ausleitung der Neurotoxine sowie die Milieuveränderung durch Entsäuerung und Entgiftung bei Borreliose und ihren Co-Infektionen eine sehr große Rolle. Häufig habe ich Patienten erlebt, die im Eigenversuch hohe Dosierungen von Kardentinkturen oder Kardentees eingenommen hatten und sich wunderten, dass ihre Beschwerden stetig zustatt abnahmen. Sie haben übersehen (oder nicht gewusst), dass Voraussetzung für jede erfolgreiche Behandlung eine intensive Ausleitung der Toxine (Giftstoffe) ist. Die Entsäuerung und Entgiftung erfolgt über verschiedene Organsysteme.

Zunächst jedoch sollten Sie die allgemeinen Ursachen für eine Übersäuerung (Seite 46) und Ihre persönliche Lebensweise vergleichen und – soweit möglich – Missverhältnisse beseitigen, bevor Sie über eines der Organe entgiften. Das bedeutet:

> Erkennen Sie Stress und treten Sie ihm bewusst dort entgegen, wo er entsteht, beispielsweise durch Mobbing am Arbeitsplatz, aber auch im privaten Bereich.
> Finden Sie Entspannung in Sportarten, die zu Ihrer Persönlichkeit und Ihren Lebensumständen passen.
> Vermeiden Sie Elektrosmog ganz bewusst überall dort, wo es in Ihrer Macht steht.
> Halten Sie einen regelmäßigen Schlafrhythmus ein, wobei der Schlaf bei Borreliose und ihren Co-Infektionen sehr häufig gestört ist (Seite 76).

Wo der Körper Gifte speichert

Wenn die für die Entgiftung des Körpers zuständigen Organe (ab der nächsten Seite) durch andauernde Überforderung geschwächt sind oder beispielsweise aufgrund einer Infektion mit Borrelien oder anderen Erregern ihrer Aufgabe nicht mehr regelgerecht nachkommen können, lagert der Organismus die Giftstoffe ein. Für Stoffwechselschlacken und Umweltgifte gibt es im Wesentlichen zwei Speicher: das Fettgewebe einschließlich Gehirn und Rückenmark sowie das Bindegewebe. Das fettreiche Körpergewebe nimmt fettlösliche, das Bindegewebe wasserlösliche Giftstoffe auf:

Zu den fettlöslichen Giftstoffen zählen Schwermetalle wie organische Methylquecksilberverbindungen aus Fischen oder Amalgamfüllungen der Zähne, organische Bleiverbindungen aus Abgasen, Lösungsmittelrückstände aus dem Abwasser, Wohnraumgifte aus Holzschutzmitteln, PVC, Asbest und Flammschutzmitteln, künstliche Moschusverbindungen aus der Kosmetik, Dioxine aus Verbrennungsanlagen, Fluorverbindungen aus Beschichtungen (Teflon), Weichmacher und vieles mehr. Sie setzen sich in fettreichen Geweben einschließlich Nerven und Gehirn ab.

Unter die wasserlöslichen Giftstoffe fallen vor allem organische Säuren, die durch eine überwiegende Ernährung mit Eiern, Fleisch- und Wurstwaren entstehen, Cadmium und andere Schadstoffe aus dem Zigarettenrauch sowie Metallverbindungen. Diese Giftstoffe lagern sich im Bindegewebe ab.

Sogenannte hormonaktive Chemikalien werden vor allem in Schilddrüse, Eierstöcken, Hoden und Gehirn eingelagert. Dazu zählen Unkraut- und Pilzvernichtungsmittel, Insektizide und Pestizide, Zinnsalze und künstliche Mastzusätze wie Antibiotika. Um den Organismus gesund und funktionsfähig zu erhalten, müssen die Toxine über die Entgiftungsorgane Niere, Lunge, Haut, Darm und Leber ausgeschieden werden.

Entsäuerung/Entgiftung über die Nieren

Der Niere kommt im Wasserhaushalt eine wichtige Funktion zu: Sie ist der Filter des Blutes und scheidet neutralisierte Säuren und Salze mit dem Harn aus. Dabei wird das Blut durch feinste Gefäße (Kapillaren) geleitet. Pro Tag werden so mehr als 1500 Liter Blut zur Reinigung durch die Nieren geschickt. Der Urin sammelt sich in den Nierenbecken und gelangt über die Harnleiter in die Blase. Diese dient als Auffangorgan und kann den Urin einige Zeit speichern, ehe er schließlich aus dem Körper ausgeschieden wird. Urin enthält verschiedenste Substanzen wie Salze, Farbstoffe, Abbauprodukte von Proteinen (Eiweiß) und sonstige wasserlösliche Verbindungen. Besonders wichtig für die Entgiftung ist, dass über den Urin nicht nur Gift- und Umweltschadstoffe, sondern auch Abbauprodukte von Medikamenten und Hormonen

TIPP
Erhöhter Blutdruck (Hypertonie) und Zuckerkrankheit (Diabetes mellitus) können die feinen Strukturen unserer Nierenfilter schädigen. Lassen Sie deshalb Ihren Blutdruck und Ihre Blutzuckerwerte regelmäßig vom Hausarzt kontrollieren.

unseren Körper verlassen. Darüber hinaus scheiden die Nieren im Körper angefallene überschüssige Säuren aus.

In der Regel sollte der gesunde Mensch mindestens 30 Milliliter, ein übersäuerter, mit Toxin belasteter Mensch mindestens 50 Milliliter Wasser pro Kilogramm Körpergewicht trinken. Bei einem Gewicht von 60 Kilogramm sind das also 1,8 bis drei Liter pro Tag. Mit Wasser ist ausschließlich kohlensäurefreies Wasser (Quellwasser, am besten aus der Glasflasche) gemeint. Kohlensäurehaltiges Mineralwasser ist gesättigt, kann keine Giftstoffe aufnehmen und deshalb den Körper bei der Entgiftung nicht unterstützen. Gleiches gilt für Tee, Kaffee, Säfte und Limonaden.

Die Ausleitung von Harnsäure über die Nieren und die allgemeine Nierenfunktion kann durch verschiedene Heilkräuter angeregt und unterstützt werden. Die Goldrute mit ihrem hohen Anteil an antibiotischen und entzündungshemmenden Wirkstoffen gilt als Universalpflanze bei Nierenleiden und Reizblase. Sie ist pur oder gemischt mit anderen Kräutern, die Sie mit Ihrem Phytotherapeuten besprechen sollten, zu trinken. Bestens geeignet sind auch die Brennnessel, die harntreibend und blutreinigend und sehr entschlackend und entgiftend wirkt, die Schafgarbe, die Salicylsäure enthält und daher entzündungshemmend wirkt, und der Löwenzahn als wichtigste Stoffwechselpflanze. (Seite 58).

EIN TEE FÜR DIE NIERE

Folgender Tee entlastet die Niere, fördert die Wasserausscheidung, hilft gegen Harnsäure und Nierengrieß und treibt überschüssiges Wasser aus dem Bindegewebe:

25 g Birkenblätter | 25 g Queckenwurzel | 25 g Ackerschachtelhalm | 25 g Hauhechelwurzel

In Bioqualität im Reformhaus oder in der Apotheke mischen lassen. Übergießen Sie pro Tasse einen Esslöffel der Kräutermischung mit heißem Wasser und lassen Sie den Tee mindestens zehn Minuten ziehen. Dann abseihen und am besten morgens bis mittags schluckweise trinken.

GUTES TRINKWASSER – BALD EINE SELTENHEIT?

Gutes Trinkwasser zu bekommen, wird zunehmend problematischer. Allein durch die Landwirtschaft gelangen bis zu 300 verschiedene Pestizide in unser Trinkwasser, die meisten sind nachweislich krebserregend. Dazu kommt noch eine enorme Dunkelziffer, wobei Grenzwerte und Zahl der bislang untersuchten Substanzen schwanken. Aber nicht nur Pestizide sind eine enorme Belastung. Selbst in chemisch gereinigtem Wasser lassen sich Rückstände von Medikamenten und dissonante Schadstoffinformationen von Schwermetallen nachweisen, die an unseren Organismus weitergegeben werden. Besonders die nach wie vor hohe Zahl von alten Blei- und Kupferrohren in Wasserleitungen trägt ihren Teil zur Belastung des Trinkwassers bei.

Das bedeutet, dass Wasser zwar chemisch rein, physikalisch aber nach wie vor schadstoffbelastet ist. Abgesehen davon sind die meisten Trinkwässer sehr kalkhaltig, sodass sich überschüssiger Kalk in unserem Organismus vor allem in Gefäßen absetzt.

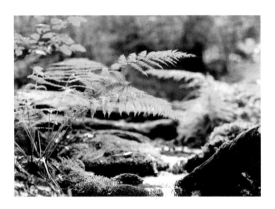

Entsäuerung/Entgiftung über die Lunge

Eingeatmete Luft dringt über unsere Atemwege in die winzigsten Verzweigungen der Lunge bis zu den feinen Lungenbläschen vor, an denen der Gasaustausch stattfindet: Sauerstoff gelangt ins Blut, wo er – gebunden an die roten Blutkörperchen – alle Zellen unseres Körpers versorgt. Auch alle anderen Gifte, die gasförmig im Körper vorliegen (etwa Kohlensäure), werden über die Lunge ausgeschieden. Damit trägt auch die Lunge ihren Teil zur Entsäuerung des Körpers bei. Mit einer intensiven, bewussten Atmung, die Sie durch regelmäßigen leichten Ausdauersport an der frischen Luft (Radfahren, Walking, Wandern oder Schwimmen) oder auch mithilfe von Entspannungstechniken (Yoga, Qi-Gong, Meditation) oder durch regelmäßige Atemübungen (siehe nächste Seite) erreichen, steigern Sie die Leistung Ihrer Lunge.

**STOFFWECHSEL-
VERGIFTUNG**

Bei einer Stoffwechselvergiftung wie einem diabetischen Koma oder einem Leber- oder Nierenversagen weist der Atem einen charakteristischen Geruch auf. Der Grund: Gifte, die normalerweise über Leber und Nieren entsorgt werden, werden mit der Atemluft – also über die Lunge – ausgeschieden.

Achten Sie bei allen Aktivitäten darauf, dass Ihr Stoffwechsel in keine Sauerstoffschuld gerät, sondern immer im aeroben Bereich bleibt, das heißt: Sie sollten Ihre Leistungsgrenze nicht überschreiten. Wenn nach einer Belastung ein Muskelkater auftritt, ist der Muskel übersäuert – und trägt damit zu noch höherer Übersäuerung bei. Viele mit Borreliose infizierte Menschen leiden nach einer größeren Anstrengung oder Belastung unter Muskelschmerzen. Diese werden durch eine Muskelentzündung hervorgerufen und können laborchemisch nachgewiesen werden.

Bewusst atmen

Experten schätzen, dass acht von zehn Menschen falsch atmen. Statt regelmäßig mit tiefen Lungenzügen Luft zu holen und den Brustkorb weit zu machen, hecheln sie gehetzt durch den Tag. Wer nur oberflächlich atmet, führt dem Körper nicht genug Sauerstoff zu und fühlt sich leicht erschöpft, leidet unter Kopfschmerzen und Schlafstörungen. Mit einer tiefen Atmung dagegen werden alle Körperzellen mit Sauerstoff versorgt und die Abfallstoffe entsorgt. Die Körperfunktionen werden angeregt, der Stoffwechsel normalisiert sich, und der Kreislauf wird auf Trab gehalten. Eine tiefe und bewusste Atmung hat also einen heilsamen Einfluss auf die Gesundheit.

Die folgenden Atemübungen können Sie einzeln durchführen oder als Zyklus. Wenn Sie sie in Ihr Programm kurz vor dem Zubettgehen einbauen, ist Ihnen obendrein ein guter Schlaf sicher.

Die Wechselatmung

> Setzen Sie sich aufrecht auf den Boden in den Schneidersitz, einen Hocker oder Stuhl. Beugen Sie den Zeige- und Mittelfinger Ihrer rechten Hand und strecken Sie die drei anderen Finger aus.

1 > Atmen Sie ruhig über die Nase ein und schließen Sie mit dem Daumen der rechten Hand den rechten Nasengang.

> Atmen Sie links aus und wieder ein. Schließen Sie mit dem Ringfinger den linken Nasengang und öffnen Sie den rechten. Atmen Sie rechts ein und wieder aus.

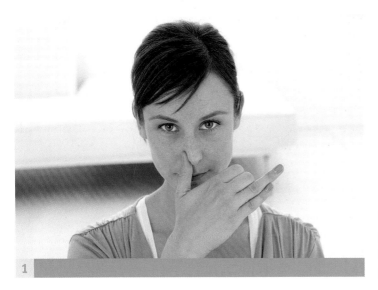

1

Wenn Sie nervös, unruhig oder angespannt sind, hilft bewusstes Atmen, wieder zu Ruhe und Gelassenheit zu finden.

› Atmen Sie auf diese Weise eine Weile weiter: ausatmen – einatmen auf einer Seite, dann Seitenwechsel.

› Wenn Ihr Arm ermüdet, atmen Sie zum Abschluss noch einmal links ein und über beide Nasengänge aus.

Die tiefe Bauchatmung

› Stellen Sie sich entspannt hin oder setzen Sie sich mit aufrechtem Oberkörper auf einen Hocker oder Stuhl.

› Legen Sie Ihre Handflächen seitlich neben Ihren Bauchnabel. Versuchen Sie zu spüren, was in Ihrem Körper vorgeht, während Sie tief in den Bauch atmen.

› Beim Einatmen durch die Nase verlagert sich Ihr Zwerchfell nach unten und erweitert zugleich Ihren Brustraum. Ihr Bauch wölbt sich sichtbar nach außen.

› Sobald Sie durch die Nase ausatmen, geht Ihr Zwerchfell wieder in die Ausgangsposition zurück, und Ihr Bauch wird flacher.

› Atmen Sie auf diese Weise dreißigmal tief in den Bauch.

Bauchatmung im Liegen

> Legen Sie sich auf eine Yogamatte oder eine Decke auf den Rücken. Schieben Sie ein kleines Kissen in den Nacken, sodass Wirbelsäule und Brustkorb entspannt sind. Wenn Sie es als angenehmer empfinden, können Sie die Beine anstellen oder eine Nackenrolle unter die Kniekehlen schieben.

> Legen Sie Ihre Handflächen locker neben Ihren Bauchnabel.

> Schließen Sie die Augen, konzentrieren Sie sich auf Ihren Bauch und spüren Sie, wie er sich beim Einatmen (durch die Nase) hebt und beim Ausatmen (durch den Mund) senkt.

> Atmen Sie langsam und tief durch den Mund aus und warten Sie so lange, bis Ihr Körper nach einem tiefen Einatmen verlangt. Dann atmen Sie tief und langsam durch die Nase ein. Atmen Sie auf diese Weise zwanzigmal ein und aus.

Entsäuerung/Entgiftung über die Haut

WICHTIG
Wenn Sie an einer Herz-Kreislauf-Schwäche leiden oder andere gesundheitliche Probleme haben, sollten Sie Hitzeanwendungen unbedingt mit ihrem Therapeuten absprechen. Er wird Sie beraten, welche Sauna und Temperaturobergrenze für Sie geeignet ist.

Die Haut ist mit einer Fläche von mehr als zwei Quadratmetern das größte Organ unseres Körpers. Sie bildet eine schützende Barriere gegenüber der Außenwelt und verhindert, dass Mikroorganismen, Bakterien oder Viren in allzu großer Zahl in den Körper eindringen. Darüber hinaus eignet sie sich hervorragend, um über den Schweiß Giftstoffe auszuscheiden und zu entsäuern. Idealerweise geschieht dies wiederum durch sportliche Betätigung oder eine andere körperliche Anstrengung. Aber auch äußere Hitzeanwendungen unterstützen die Entsäuerung und Entgiftung:

> Überwärmungstherapie/Hyperthermie, das sind Wärmetherapien, mit denen die Körpertemperatur künstlich (zum Beispiel durch eine spezielle Badewanne) auf über 41 °C angehoben wird.

> Sauna bei Kreislaufbeschwerden (Biosauna bis 60 °C)

> Heiße Ganzkörpersalz- beziehungsweise Solebäder in speziellen Badeeinrichtungen oder Salzabreibungen, die Sie auch zu Hause machen können. In diesem Fall feuchten Sie Ihren Körper an und reiben ihn dann mit einem guten Körpersalz mithilfe eines Luffaschwammes von unten nach oben ab.

> Wickel und Auflagen, zum Beispiel ein Leberwickel, der durch die Wärme die Durchblutung der Leber und damit ihre Funktion zur Ausleitung steigert. Die richtige Zeit für einen Leberwickel ist mittags nach dem Essen, da zu dieser Zeit die Leber besonders aktiv ist.
> Anwendung: Ein (Leinen)-Tuch mit handwarmem Wasser anfeuchten und auf die rechte Hälfte des Oberbauchs legen. Darüber kommt eine Wärmflasche und zum Schluss ein Wolltuch. Den Wickel circa 30 Minuten wirken lassen.
> Fango- oder Moorpackungen, Massagen und Schröpfen durch einen Therapeuten
> Fußbäder, auch solche mit ausleitender Wirkung (Seite 62)
> Infrarot lokal oder ganzkörperlich in der Kabine.

Insgesamt führt eine Überwärmung dazu, dass die Körpertemperatur ansteigt, was wiederum die Schweißproduktion erhöht und eine Beschleunigung der Ausscheidungsprozesse zur Folge hat. Schweiß besteht hauptsächlich aus Wasser, Salz, Aminosäuren, Zucker, Milchsäure, Ammoniak und anderen Endprodukten des Stoffwechsels. Da die unterste Hautschicht viel Bindegewebe enthält, in dem Wasser gespeichert und Säuren abgelagert werden, können Sie durch kräftiges Schwitzen beim Sport, anderen schweißtreibenden körperlichen Betätigungen oder in der Sauna über die Haut entsäuern und entgiften.

Entsäuerung/Entgiftung über den Darm

Als zentrales Verdauungsorgan nimmt der Darm wertvolle Nährstoffe aus der Nahrung auf und stellt sie dem Körper zur Verfügung. Obwohl bereits im Mund und nachfolgend im Magen eine erste Aufspaltung von Nahrungsbestandteilen erfolgt, wird die Hauptarbeit der Verdauung im Dünndarm geleistet. Mithilfe der Gallensäuren und der Enzyme aus der Bauchspeicheldrüse werden komplexe Nahrungsteile in kleinere Bestandteile zerlegt und über die Darmschleimhaut ans Blut weitergegeben. Der restliche Speisebrei wandert weiter in den Dickdarm, wo ihm Wasser entzogen wird. Der eingedickte Kot gelangt anschließend in den Mastdarm und wird als Stuhl ausgeschieden.

TIPP

Reichlich Vollkornprodukte sowie täglich circa 700 Gramm Obst und Gemüse, regelmäßige Bewegung wie Walken, Joggen oder Radfahren entlasten den Stoffwechsel und dienen einer guten Verdauung.

Achten Sie auf regelmäßigen, am besten täglichen Stuhlgang, um den Körper von Gift- und Schlackenstoffen zu befreien. Eine ausreichende Flüssigkeitsmenge (Seite 67) und reichlich Ballaststoffe sind das A und O einer guten Verdauung. Sorgen Sie dafür, dass die Nahrungsreste nicht zu lange im Darm verweilen und beugen Sie einer Verstopfung und damit einer Rückvergiftung durch die Toxine vor, die der Körper nicht ausscheiden kann.

Für eine regelmäßige Verdauung empfiehlt es sich, ein- bis zweimal täglich einen Teelöffel Flohsamen pur einzunehmen und danach reichlich Wasser zu trinken – etwa einen halben Liter. Den Flohsamen sollten Sie nicht, wie es vielfach gemacht wird, in Wasser aufquellen lassen.

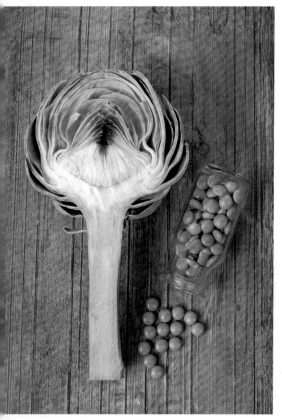

Als Gemüse schmeckt Artischocke zwar lecker, ist aber nicht konzentriert genug und deshalb lange nicht so wirksam wie Dragees.

Entsäuerung/Entgiftung über die Leber

Die Leber ist unser wichtigstes Entsäuerungs- und Entgiftungsorgan, mit über 1,5 kg Gewicht das schwerste unserer Organe und das Herzstück unseres Stoffwechsels. Die Leber ist über eine große Vene, die Pfortader, direkt mit dem Darm verbunden. So können die Nährstoffe geradewegs aus dem Darm in die Tausende von millimetergroßen Leberläppchen gelangen. In diesen Baueinheiten laufen die Stoffwechselprozesse ab, hier werden Eiweiß, Zucker und Fett auf-, um- und abgebaut. Und hier werden die unnötigen oder giftigen Stoffe mithilfe von Enzymen für die Ausscheidung vorbereitet. Die Entsäuerungsrate der Leber übersteigt die der Niere um das Vierzigfache. Deshalb ist eine ausreichende Trinkmenge für die Leber noch wichtiger als für die Niere.

Zu den Aufgaben der Leber gehört es, Giftstoffe abzubauen und in ungiftige Substanzen zu verwandeln. Dabei ist sie oft hohen Konzentrationen ausgesetzt, sodass die Membra-

EIN TEE FÜR DIE LEBER

Folgende Teemischung entlastet und stärkt die Leber, wirkt entkrampfend auf die Gallenwege und fördert den Gallenfluss:

20 g **Mariendistelfrüchte** | 29 g **Löwenzahnwurzel** | 20 g **Boldebaumblätter** | 20 g **Fenchelfrüchte** | 20 g **Pfefferminzblätter**

In Bioqualität im Reformhaus oder in der Apotheke mischen lassen. Übergießen Sie pro Tasse einen Esslöffel der Kräutermischung mit heißem Wasser und lassen Sie den Tee mindestens zehn Minuten ziehen. Je länger der Tee zieht, desto bitterer schmeckt er. Doch gerade die Bitterstoffe sind es, welche die heilende Wirkung entfalten. Trinken Sie täglich drei Tassen davon.

Vorsicht: Bei Gallensteinen ist dieser Tee nicht geeignet, da Löwenzahn die Gallensteine in Bewegung setzen kann, was zu schmerzhaften Koliken führt.

nen der Leberzellen angegriffen und zerstört werden. Je stärker die zellschützenden Membranen ausgebildet sind, desto effizienter kann die Leber arbeiten.

Dazu verhilft die Mariendistel (Silybum marianum) mit ihrem Hauptwirkstoff Silymarin, der aus den Früchten der Pflanze gewonnen wird. Mit seinen die Zellmembran stabilisierenden Eigenschaften verhindert er, dass Giftstoffe in die Leberzellen eindringen können. Zudem wirkt sich Silymarin positiv auf die Bildung von Eiweiß und damit auf die Regeneration und die Neubildung von Leberzellen aus.

Auch die Blätter der Artischocke haben eine positive Wirkung auf die Regeneration der Leber. Sie schützen vor freien Radikalen, die Schäden an der Zellmembran verursachen. Artischocken sind als Frischpflanzen-Presssaft, Kapseln oder Dragees erhältlich.

Den Leberstoffwechsel können Sie nach Ayurveda unterstützen, indem Sie auf nüchternen Magen Wasser, das zuvor zehn Minuten abgekocht wurde, so heiß wie möglich trinken. Sehr hilfreich für die Entgiftung ist auch ein Leberwickel. Wie Sie den Wickel anlegen, wird auf Seite 73 beschrieben.

Schlafstörungen bei Borreliose und Co-Infektionen

Schlaf gehört ebenso wie Essen und Trinken zu den Grundbedürfnissen des Menschen. Bei Borreliose und ihren Co-Infektionen leiden viele Patienten regelmäßig unter Schlafstörungen. Das liegt zum überwiegenden Teil an der Belastung durch Neurotoxine sowie an der Übersäuerung, die Funktionsstörungen der einzelnen Organe nach sich ziehen. Warum Betroffene meist um dieselbe Zeit (häufig zwischen 1 Uhr und 3 Uhr) wach werden, lässt sich mithilfe der sogenannten Organuhr erklären.

»Schlaf ist die beste Medizin«

Die Schlafforschung ist noch eine junge Wissenschaft, die sich erst Mitte des letzten Jahrhunderts etabliert hat. Etliche Theorien zum Schlaf stecken noch in den Kinderschuhen. Unbestritten ist allerdings, dass regelmäßiger Schlaf für die Gesundheit und damit für den Alltag jedes Menschen von enormer Bedeutung ist. Während der Mensch schläft, findet eine Reihe wichtiger Prozesse im Körper statt, die auch Borreliose und ihre Co-Infektionen beeinflussen.

Schlaf ist wichtig für die Psyche

Schlafforscher nennen Schlaf einen hochdynamischen Vorgang. So arbeitet beispielsweise das Gehirn während des Schlafs mit Hochleistung. Es verarbeitet die Erlebnisse des zurückliegenden Tages, und gleichzeitig findet die geistige Erholung statt. Gelingt dies nicht, zeigen sich relativ schnell psychische Symptome. Schon nach kurzer Zeit kommt es zu depressiven bis hin zu aggressiven Verstimmungen. Nach mehreren Wochen ohne ausreichend Schlaf treten in der Regel Angstzustände und Psychosen auf – lauter Stressfaktoren, durch die vermehrt freie Radikale freigesetzt werden, die das Körpermilieu übersäuern.

Schlaf ist wichtig für das Immunsystem

Im Schlaf arbeitet darüber hinaus auch unser Immunsystem sehr aktiv, wobei viele immunaktive Stoffe ausgeschüttet werden. Ein Schlafmangel verursacht bereits nach sechs Tagen eine verminderte Antikörperreaktion. Die körpereigenen Killerzellen werden inaktiv, und Bakterien und Viren sind Tür und Tor geöffnet. Es ist längst bekannt, dass der Körper im Ruhezustand schneller heilt als bei körperlicher Belastung. So ist ausreichender Schlaf bei Infektionen mitunter genauso wirksam wie ein starkes Medikament, und das obendrein ohne schädigende Nebenwirkungen.

Ein Lübecker Forschungsteam hat nachgewiesen, dass Schlafentzug das Gleichgewicht zwischen den T-Helferzellen und den T-Zellen negativ beeinflusst. Die Anzahl der T-Zellen, welche eine überschießende Immunantwort (beispielsweise die Ursache für Allergien) abblocken, ist in der Nacht am höchsten. Wer zu wenig schläft, stört diesen Rhythmus und wird demzufolge für Infektionen anfälliger.

Die Chinesische Organuhr

Unser Körper unterliegt einem tageszeitlichen Rhythmus. Dieser Rhythmus durchläuft im energetischen Bereich die zwölf Hauptmeridiane (nach der Traditionellen chinesischen Medizin die Energieleitbahnen des Körpers). Jedem Meridian ist ein Organ zugeordnet. Genau für zwei Stunden hat dieser Meridian eine Leistungsphase, und zwölf Stunden später folgt eine Erholungsphase. Organstörungen spiegeln sich im entsprechenden Meridian wider, sodass sich funktionelle Störungen oder Schwächen als Symptome in der Leistungsphase des Meridians zu entsprechender Zeit bemerkbar machen. Bei Borreliose oder einer Co-Infektion führen die Neurotoxinbelastung und die Übersäuerung häufig zu Störungen von Gallenblase und Leber, aber auch von Lunge und Dickdarm, sodass während der Nacht kaum Ruhe gefunden wird.

> Die Gallenblase hat ihre Leistungsphase zwischen 23 Uhr und 1 Uhr. Mögliche Symptome: Durst, bitterer Geschmack im Mund, Erbrechen, spärlicher Urin, Schmerz und Blähungen im Unterbauch.

> Die Leber hat ihre Leistungsphase zwischen 1 Uhr und 3 Uhr. Mögliche Symptome: Spannungs- und Völlegefühl im Unterbauch, schlechter Appetit, Schluckbeschwerden, brüchige Zehennägel, Menstruationsstörungen.

> Die Lunge hat ihre Leistungsphase zwischen 3 Uhr und 5 Uhr. Mögliche Symptome: Atemnot, Asthma, trockener Husten, Heiserkeit, Fieber, Halsschmerzen, Druckgefühl in der Brust, Kopf- und Gliederschmerzen, Schwellung der Augenlider, blasser Urin.

> Der Dickdarm hat seine Leistungsfähigkeit zwischen 5 Uhr und 7 Uhr. Mögliche Symptome: Bauchschmerzen, Brennen im Mund, Durchfall oder Verstopfung, starker Belag der Zunge, brennender Anus, Erbrechen, Durst.

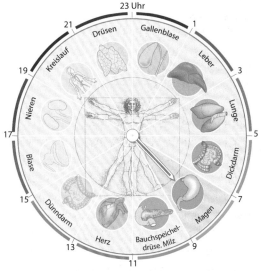

Ausleitung der Schwermetalle

Neben den Neurotoxinen müssen auch gewisse Umweltgifte, die der Körper im Laufe der Zeit eingelagert hat, ausgeleitet werden. Die Liste dieser Umweltgifte ist sehr lang. Bei Borreliose und ihren Co-Infektionen spielt vor allem die Ausleitung der Schwermetalle eine wichtige Rolle, da Schwermetalle das Immunsystem stark schwächen. Eine Schwermetallentgiftung sollten Sie immer nur in Absprache mit einem Therapeuten durchführen, da es zu starken körperlichen Reaktionen wie beispielsweise Herz-Kreislauf-Beschwerden kommen kann.

Aufnahmequellen von Schwermetallen

Häufig kommt es bei Patienten nach Impfungen egal welcher Art zum Ausbruch einer Borreliose oder der Zustand verschlechtert sich auffallend. Auch Amalgamsanierungen ohne professionelle Ausleitung können früher oder später zu einer chronischen Borreliose führen. Ursache ist die deutliche Belastung durch Quecksilber, das sich im Amalgam der Zahnfüllungen oder in Impfstoffen befindet. Häufig wird noch Blei aus alten Rohrleitungen über das Trinkwasser aufgenommen. Daneben können Innereien von Schlachttieren, die verunreinigtes Futter bekommen haben, bleihaltig sein. Auch bleihaltige Anstriche (Mennige), Keramikgeschirr mit bleihaltiger Glasur, ältere Gefäße aus Zinn und Konservendosen mit Lötnähten können Blei und Bleisalze abgeben. Zum Glück ist Blei heute nicht mehr in Kraftstoffen erhalten, in Farben allerdings schon. Auch Aluminium, das noch vielfach als Verpackungsmaterial benutzt wird, zählt zu den gesundheitsgefährdenden Stoffen. Und sogar mit Lebensmitteln – Meeresfrüchte und Seefisch, vor allem Hai, Schwertfisch, Heilbutt und Thunfisch sowie wild wachsende Champignons und Steinpilze – nehmen wir Methylquecksilber auf. Selbst wenn die Einzeldosen gering sind: Mit der Zeit häufen sich die Giftstoffe in unserem Körper mehr und mehr an.

Neben Blei und Quecksilber führt auch Cadmium zu einer schleichenden Vergiftung des Körpers. Es lagert sich an und kann Leber, Nieren und das Nervensystem schädigen. Gefährdet sind in erster Linie Menschen, die beruflich mit Cadmium in Berührung kommen, beispielsweise bei der Herstellung von Batterien, Legierungen oder Farben. Aber auch verschiedene Nahrungsmittel sind zunehmend mit Cadmium belastet, darunter Innereien, Fische aus dem Mündungsbereich großer Flüsse, Obst und Gemüse aus konventionellem Anbau. Das Schwermetall wird außerdem bei unkorrekter Entsorgung von Nickel-Cadmium-Batterien über den Hausmüll freigesetzt.

Auch Aluminium, das für viele Verpackungsmaterialien eingesetzt wird, zählt zu den Schwermetallen, die den Körper belasten. Da sich Schwermetalle sehr hartnäckig einlagern, besonders im Binde- und Fettgewebe, sind sie schwer nachweisbar. Für mich ist die Anamnese bisher das wichtigste diagnostische Kriterium.

Um die Ausleitung zu unterstützen

Zur Schwermetallausleitung sind ebenfalls Kräuterelixiere sehr wirksam. Geeignet sind Walnuss, Braunwurz, Katzengamader, Zistrose, aber auch Berberitze und Gundelrebe. Lassen Sie sich die Mischung individuell von einem erfahrenen Phytotherapeuten zusammenstellen und beginnen Sie mit 3-mal täglich einem Tropfen, den Sie unverdünnt auf die Zunge geben. Die Länge der Therapie richtet sich nach der Schwermetallbelastung.

Des Weiteren haben sich allgemein bewährt:

> Gewürze: Knoblauch, Bärlauch, Koriander und Majoran. Die Gewürze können Sie je nach Geschmack frisch oder getrocknet in Ihren täglichen Speiseplan einbauen, aber ebenso in Form von Kapseln einnehmen.

> Algen: besonders die Mikroalge Chlorella pyrenoidosa. Ihre Zellwand enthält Sporopollenin, dem die Eigenschaft zugesprochen wird, Schwermetalle zu binden. Mittlerweile bieten Reformhäuser Chlorella pyrenoidosa in relativ guter Qualität an. Um eine Wirkung zu erzielen, muss man leider hohe Dosierungen in Kauf nehmen. In der Regel wird die Alge in Form von Kapseln verabreicht. Zu Beginn ist eine Dosierung von täglich dreimal 5 Kapseln zu empfehlen. Je nach Verträglichkeit kann später auf bis zu dreimal 10 Kapseln erhöht werden.

WICHTIG

Eine Schwermetallentgiftung sollten Sie immer nur in Absprache mit einem Therapeuten durchführen, da es bei der Ausleitung zu starken körperlichen Reaktionen wie etwa Blutdruckschwankungen kommen kann. Aus demselben Grund sollten Sie auch die Dosierung nicht ohne therapeutische Betreuung erhöhen. Zusätzlich zum Blutdruckabfall oder -anstieg kann es auch zu Kopfschmerzen, Schwindel oder Benommenheit kommen.

Borreliose ist zur Volkskrankheit geworden. Jedes Jahr werden neue Krankheitsfälle gemeldet, und der Aufklärungsbedarf wird immer größer. Das zeigen auch die vielen Fragen, die meine Patienten immer wieder stellen.

Was ist der Unterschied zwischen FSME und Borreliose?

Bei der FSME (Frühsommer-Meningo-Enzephalitis) handelt es sich um eine Virusinfektion (Flavivirus). Die Infektion erfolgt sofort beim Stechvorgang durch die Zecke, da die Viren sich in den Speicheldrüsen befinden. FSME-Viren können aber auch durch den Verzehr von Rohmilch übertragen werden. Der Krankheitsverlauf ist in der Regel sehr milde, und nur wenige Infizierte zeigen das Bild einer Sommergrippe. In wenigen Fällen kann es aber auch zu einer Beteiligung des Nervensystems beziehungsweise des Gehirns kommen, wobei eher ältere Menschen oder Menschen mit geschwächtem Immunsystem betroffen sind. Nach einer solchen Infektion besteht eine lebenslange Immunität.

Die Borreliose ist dagegen eine bakterielle Infektion mit Spirochäten. Es entwickelt sich keine Immunität.

Gibt es eine Impfung gegen Borreliose und FSME? Wenn ja, ist sie zu empfehlen?

Für die Borreliose gibt es bis heute keine wirksame Impfung. Für die FSME existiert eine Impfung-Grundimmunisierung. Hierbei ist zu beachten, dass nach einer FSME-Impfung bei aktiver und auch chronischer Borreliose schwere Schübe und nachhaltige Zustandsverschlechterungen beobachtet werden, was übrigens auch für andere Impfungen gilt. Deshalb sollte Sinn und Zweck jeder Impfung mit einem erfahrenen Therapeuten abgewogen werden.

Infiziere ich mich nach jedem Zeckenkontakt?

Nein, derzeit wird etwa jede dritte Zecke positiv auf Borrelien getestet, wobei ein fehlendes Erythem (Wanderröte) eine Infektion nicht ausschließt, aber die Entwicklung eines Erythems immer eine Infektion bedeutet.

Kann mich ein Antibiotikum vor einer Infektion schützen?

Nein, auch bei Patienten, die frühzeitig hochdosiert Antibiotika eingenommen haben, werden chronische Verlaufsformen der Borreliose beobachtet, wobei eine zuvor bestehende Borreliose ohne Aktivität nie ganz sicher ausgeschlossen werden kann.

Kann sich ein ungeborenes Kind durch eine Borrelieninfektion infizieren?

Ja, für die Borrelien bedeutet die Plazentaschranke – ähnlich wie die Blut-Hirn-Schranke – kein Hindernis. Es liegen Studien vor, in denen Fetopathien (Missbildungen des Kindes) nach akuter Infektion der Mutter mit Borrelien während der Schwangerschaft beschrieben werden.

Kann ich meinen Partner mir Borrelien oder Co-Infektionen infizieren?

Ja. Für jede Bakterienart gibt es ganz bestimmte Übertragungswege. Borrelien gehören zu den Spirochäten, dieselbe Erregergruppe, zu der auch der Erreger der Lues (Syphilis) gehört. Dies legt nahe, dass Borrelien auch durch Sexualverkehr übertragbar sind, obwohl dies wissenschaftlich wenig bis gar nicht untersucht ist. Bei den Co-Infektionen wie etwa Chlamydia pneumoniae erfolgt die Übertragung der Erreger durch Tröpfcheninfektion, also durch Aerosole in der Luft wie beispielsweise beim Husten. In der Praxis zeigt sich häufig, dass der Lebenspartner unter den gleichen Infektionen leidet wie der eigentliche Patient, wobei sich die Symptomatik ganz anders darstellen kann.

Warum verschlechtern sich meine Beschwerden vor allem unter Stress?

Stress – egal ob körperlicher oder psychischer Natur, ob beruflich oder privat – ist einer der größten Auslöser für eine Übersäuerung des Körpers. Dauerhafter Stress bei der Arbeit, unabhängig davon, ob es sich um milde Formen wie tägliche Computerarbeit oder sehr belastende Formen wie ständige Überstunden oder Mobbing handelt, führt zur Übersäuerung in verschiedenen Ausprägungen. Aber auch intensive körperliche Belastung wie exzessiver Sport, Fastenkuren, Schichtarbeit oder schwere körperliche Arbeit lösen eine Übersäuerung aus. Diese Übersäuerung schafft ideale Lebensbedingungen für die Erreger, die aktiver werden und zu Beschwerden führen.

Warum gibt es einen phasenförmigen Verlauf der Erkrankung?

Nicht nur unser Körper unterliegt einem Rhythmus und Zyklus wie etwa der Hormonzyklus bei Mann und Frau oder der Tag- und Nachtrhythmus und der damit verbundene Schlafrhythmus. Auch die Erreger unterliegen Rhythmen wie zum Beispiel dem Vermehrungszyklus, der sich bei den Borrelien am Mondzyklus orientieren soll (und mit circa vier Wochen für Bakterien vergleichsweise lang ist). Deshalb sprechen viele Patienten von regelmäßigen Schüben in phasenförmigen Verläufen.

Nach meiner Antibiotikatherapie habe ich mich zunächst sehr gut gefühlt. Warum traten später die Beschwerden wieder auf?

Antibiotika sind zumeist in der Lage, die aktiven Bakterienformen des extrazellulären und zum Teil auch des intrazellulären Raumes abzutöten. Dabei kommt es unter anderem auch zum Rückzug der Bakterien in den Intrazellularraum mit Bildung von Zystenformen. Diese Zystenformen können vom Antibiotikum nicht abgetötet werden. Wenn das Antibiotikum abgesetzt ist, brechen früher oder später die Zysten auf, und es bilden sich neue aktive Formen der Borrelien, die Beschwerden auslösen.

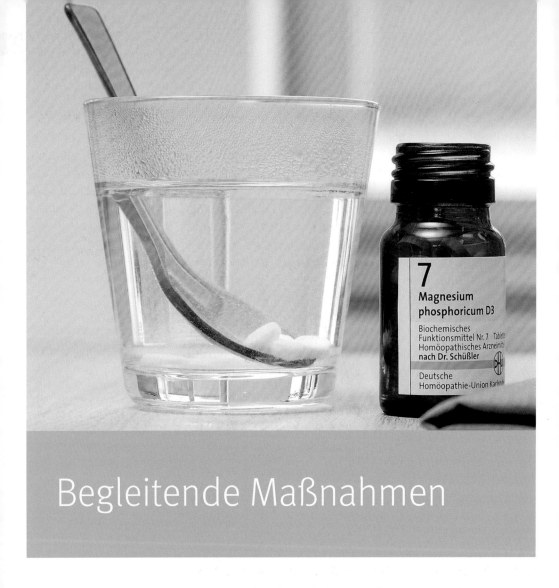

Begleitende Maßnahmen

Unterstützend zu den naturheilkundlichen Behandlungsmethoden bieten sich sanfte Begleittherapien an. Dazu zählen Schüßler-Salze und homöopathische Mittel. Im Folgenden erfahren Sie, wie man diese einsetzt und wie sie wirken. Obwohl sie sich zur Selbstbehandlung eignen, ist die Begleitung durch einen Therapeuten ratsam. Da die richtige Ernährung als wichtige Voraussetzung für eine erfolgreiche Borreliose-Behandlung gilt, finden Sie auch viele Rezepte für eine basenreiche Kost.

Schüßler-Salze

Sowohl bei der Behandlung akuter als auch chronischer Erkrankungen werden mit biochemischen Funktionsmitteln – allgemein als Schüßler-Salze bekannt – beachtliche Erfolge erzielt. Bei der Therapie mit Schüßler-Salzen handelt es sich um eine biochemische Mineralsalztherapie, die ohne Ergänzungsmittel zwölf verschiedene Mineralsalze umfasst. Damit die homöopathisch aufbereiteten Mittel ihre Wirkung voll entfalten, werden sie mit Wasser, Alkohol oder Milchzucker verdünnt (potenziert). Am besten werden Schüßler-Salze aufgenommen, indem sie in warmem bis heißem Wasser aufgelöst und schluckweise getrunken werden.

Schüßler-Salze existieren klassisch in einer D6- oder D12-Potenz, wobei akute Beschwerden eher mit D6 und chronische, länger bestehende Beschwerden eher mit D12 behandelt werden. Nach Schüßler müssen biochemische Mittel so verdünnt sein, dass die Funktionen gesunder Zellen nicht gestört, vorhandene Funktionsstörungen aber ausgeglichen werden können. Eine erfolgreiche Behandlung bedarf des richtigen Mittels. Zwar schadet ein falsch eingesetztes Schüßler-Salz nicht, aber es hilft auch nicht. Deshalb sollten Sie sich immer von einem Therapeuten beraten lassen, der mit der Anwendung von Schüßler-Salzen Erfahrung hat.

Die Wirkung von Schüßler-Salzen

Mineralstoffe sind für den menschlichen Organismus von entscheidender Bedeutung. Es handelt sich dabei um Salze, die mit der Nahrung aufgenommen werden müssen, weil der Körper sie nicht selbst bilden kann. Damit es nicht zu Stoffwechselstörungen beziehungsweise Krankheiten kommt, benötigt der Körper Mineralsalze in größeren Mengen. Schüßler, der die gestörte Zelle für die Entstehung von Krankheiten verantwortlich machte, bezeichnete deshalb seine Salze als Funktionsmittel. In homöopathisch potenzierter Form können sie durch ihre ausgleichende und regulierende Wirkung Mangelzustände in den Zellen beheben und eine normale Zellfunktion unterstützen. Aufgrund dieser Fähigkeit sind Schüßler-Salze für alle, die unter Borreliose und ihren Co-Infektionen leiden, besonders wertvoll.

CHEMIE DES LEBENS
Heinrich Wilhelm Schüßler leitete den Begriff »Biochemie« von den griechischen Wörtern »chemeia« (Wissenschaft der Elemente) und »bios« (Leben) ab.

Mit Schüßler-Salzen werden auf natürliche Weise Schwächezustände des Organismus ausgeglichen. Die Zelle, die durch Neurotoxine in ihrer Funktion beeinträchtigt ist, wird in ihrem Stoffwechsel reguliert. Neben dieser allgemeinen Wirkung können die Salze auch symptomatisch eingesetzt werden.

Die Dosierung von Schüßler-Salzen

ALLGEMEINE DOSIERUNG
Üblicherweise sollte man 2-mal täglich 5 Globuli oder 2-mal täglich 1 Tablette des entsprechenden homöopathischen Mittels langsam im Mund zergehen lassen oder in Wasser aufgelöst einnehmen.

Schüßler-Salze sind als Mineralsalze in der Regel gut verträglich und in Wasser aufgelöst einzunehmen (Seite 83). Die Salze gibt es mittlerweile nicht nur in Tablettenform (die Sie auch lutschen können), sondern auch als alkoholische Tropfen, weil manche Patienten auf den in den Tabletten enthaltenen Milchzucker empfindlich reagieren. Eine Tablette entspricht fünf Tropfen.

Lutschen Sie bei akuten Beschwerden alle 15 Minuten 1 Tablette, bei länger bestehenden, chronischen Beschwerden 3-mal täglich 2 bis 3 Tabletten des jeweiligen Mineralsalzes.

Schüßler-Salze bei Borreliose und Co-Infektionen

Schüßler-Salze gehören in jede Hausapotheke, denn sie lindern viele Beschwerden des Alltags wie Erkältungen, Entzündungen, Krämpfe und Prellungen. Für Borreliose und ihre Co-Infektionen erzielen Sie mit folgenden Salzen sehr gute Ergebnisse:

Nr. 1 Calcium fluoratum (Kalziumfluorid)

Calcium fluoratum kommt natürlicherweise in Knochen, Haut, Nägeln, Sehnen, Bändern, Gefäßen und Zahnschmelz vor. Aufgrund seiner kräftigenden und festigenden Wirkung wird es unter anderem bei Gefäßproblemen wie Krampfadern und Hämorrhoiden, Osteoporose, Verletzungen von Knochen, Sehnen und Bändern sowie bei Erkrankungen der Haut und des Bindegewebes, etwa bei Mundwinkelrhagaden und Schrunden, eingesetzt. Viele der erwähnten Symptome sind Borreliose-Patienten bekannt.

Nr. 2 Calcium phosphoricum (Kalziumphosphat)

Calcium phosphoricum oder phosphorsaurer Kalk kommt in Knochen-, Gefäß-, Muskel-, Nerven- und Leberzellen vor. Es ist ein wichtiges Aufbau- und Regenerationsmittel. Eine unterstützende Wirkung entwickelt es besonders in Phasen, in denen der Körper geschwächt ist. Auch für Kinder und Jugendliche ist Calcium phosphoricum in Phasen von Schwächezuständen wie bei Überanstrengung in der Schule oder bei Entwicklungsschüben geeignet. Es unterstützt die Knochenbildung.

Nr. 3 Ferrum phosphoricum (Eisenphosphat)

Eisen zählt zu den essenziellen Spurenelementen, das heißt zu den Stoffen, die dem Körper zur Erhaltung seiner lebenswichtigen Funktionen zugeführt werden müssen. Eisen ist Bestandteil vieler Eiweißmoleküle im Körper. Es ist im roten Blutfarbstoff (Hämoglobin) zu finden, aber auch in allen Zellen, die an enzymatischen Prozessen beteiligt sind. Eisen hat bei der Abwehr von Infektionen wichtige Funktionen und ist das Hauptmittel bei Entzündungen in der ersten Phase. Deshalb ist dieses Salz bei allen entzündlichen und fieberhaften Prozessen besonders im Anfangsstadium angezeigt.

SALZ NR. 3

Ferrum phosphoricum verbessert die Sauerstoffaufnahme, denn es sorgt dafür, dass sich Sauerstoff besser mit den roten Blutkörperchen verbindet. Dadurch regeneriert das Gewebe schneller.

Nr. 5 Kalium phosphoricum (Kaliumphosphat)

Kaliumphosphat ist ebenfalls ein Mittel, das bei Schwächezuständen hilfreich ist, besonders bei solchen, die mit psychischer Niedergeschlagenheit und Muskelbeschwerden einhergehen. Es ist gut für die Nerven, wirkt auf Membranen stabilisierend und sollte bei keiner Borreliose-Therapie fehlen.

Nr. 7 Magnesium phosphoricum (Magnesiumphosphat)

Magnesiumphosphat ist ein entkrampfendes und schmerzstillendes Mittel. Nach Kalium ist es das zweitwichtigste Mineralsalz für unseren Organismus. Magnesium ist an den meisten Stoffwechselprozessen beteiligt. Es wirkt antithrombotisch sowie antiallergisch und hat Einfluss auf die neuromuskuläre Erregbarkeit und die Herzfunktion. Durch Nikotinmissbrauch, Kaffee- und Kakaokonsum sowie Elektrosmog wird dem Körper Magnesium entzogen. Heißhunger und einer Neigung zu Krämpfen können oftmals ein Zeichen für Magnesiummangel sein. Bekannt ist Magnesium-

SALZ NR. 7

Magnesium phosphoricum ist an allen Prozessen der Zellen beteiligt, bei denen Energie erzeugt wird. Es löst Krämpfe und hilft, die Muskulatur zu entspannen.

DIE RICHTIGEN SALZE BEI KNIEGELENKSCHMERZEN

Die hohe Produktion von Neurotoxinen verursacht häufig erhebliche Kniegelenkschmerzen. Um die Selbstheilungskräfte des Körpers zu unterstützen, nehmen Sie in der akuten Phase
> Ferrum phosphoricum (Nr. 3): alle 15 Minuten 1 Tablette oder 5 Tropfen, später alle 2 bis 3 Stunden 1 Tablette oder 5 Tropfen, sowie

> Calcium phosphoricum (Nr. 2): 3-mal täglich 2 bis 3 Tabletten oder 10 bis 15 Tropfen.
> Bei hoher nervlicher Belastung wird zusätzlich Kalium phosphoricum (Nr. 5) empfohlen: ebenfalls 3-mal täglich 2 bis 3 Tabletten oder 10 bis 15 Tropfen. Bei eintretender Besserung 3-mal täglich 1 Tablette oder 5 Tropfen.

phosphat als »heiße 7«: Bei akuten Beschwerden wie Krämpfen oder Koliken werden zehn Tabletten in heißem Wasser aufgelöst und schluckweise getrunken. Magnesium sollten Sie abends einnehmen, weil es zu dieser Zeit am besten vom Körper aufgenommen wird und so seine volle Wirkung erzielt. Magnesium ist für jeden Borreliose-Patienten essentiell.

Nr. 11 Silicea (Kieselsäure)
Silicea ist für den Körper als Bestandteil des Bindegewebes und durch seine Funktion bei der Bildung von Kollagen unentbehrlich. Es steigert die Widerstandsfähigkeit des Gewebes, hilft bei Kopfschmerzen, die vom Nacken ausstrahlen, bei Drüsenentzündungen und -verhärtungen, Eiterungen der Haut, bei Haarausfall und brüchigen, spröden Nägeln – alles Symptome der Borreliose.

Homöopathie
Während sich die Biochemie auf nur wenige Mittel beschränkt, arbeitet die klassische Homöopathie mit vielen Hundert Mitteln. Um die jeweils passende Arznei zu finden, wird anhand des Krankheitsbildes das Homöopathikum mit dem ähnlichsten Arzneimittelbild gesucht. Deshalb ist auf homöopathischen Mitteln keine therapeutische Indikation angegeben. Homöopathische Arzneien werden meist in Form von Kügelchen (sogenannte Globuli), aber auch als milchzuckerhaltige Tabletten verabreicht.

Das Prinzip der Homöopathie

Der Grundsatz der Homöopathie lautet »Ähnliches mit Ähnlichem behandeln«. Eine Krankheit soll also mit einem Mittel geheilt werden, das ähnliche Symptome auslöst wie die vorhandene Krankheit selbst. Homöopathika werden dementsprechend aus den unterschiedlichsten Ausgangsstoffen hergestellt – aus Pflanzen, Mineralien, tierischen Produkten und Erzeugnissen, einzelnen Krankheitserregern und vielem mehr. Die Ausgangssubstanz durchläuft während der Verarbeitung zur Arznei zahlreiche Verdünnungsstufen (Potenzierung). Durch die Potenzierung gewinnt das Mittel an energetischer Heilwirkung, der Körper wird zur Selbstregulation angeregt. Das Mittel wird dabei so stark verdünnt, dass der Ausgangsstoff letztlich nur noch in Spuren oder auch gar nicht mehr nachweisbar ist.

DAS ÄHNLICHKEITS-GESETZ

Bei der Pockenimpfung wurden Patienten abgeschwächte Erreger der Kuhpocken verabreicht. Daraufhin hat der Organismus Antikörper gegen die Menschenpocken entwickelt.

Homöopathische Mittel nach Symptomen

Da bislang empirische Studien fehlen, gibt es keine Berichte über die Heilungschancen einer Borreliose und ihrer Co-Infektionen mit klassischer Homöopathie. Gute Erfolge werden jedoch in der symptomatischen Behandlung erzielt. Symptome, die durch die Borreliose und ihre Co-Infektionen ausgelöst werden, können mit Hilfe homöopathischer Mittel gelindert werden. Abgeraten wird dabei von Hochpotenzen. Bei ausleitenden Mitteln wie etwa Sulfur muss auch immer mit einer Herxheimer-Reaktion (Seite 46), das heißt mit einer Zustandsverschlechterung, gerechnet werden. Allgemein gilt bei der Homöopathie wie bei jeder anderen Form der Selbstbehandlung auch: Bei lang anhaltenden oder sich verschlimmernden Beschwerden sollten Sie Rücksprache mit Ihrem Arzt oder Therapeuten halten.

Psychische Symptome

Bei einer Borreliose und ihren Co-Infektionen kommt es häufig zu seelischen Veränderungen, die sich in Stimmungsschwankungen von aggressivem bis depressivem Verhalten, in Angstzuständen, innerer Unruhe, aber auch in Vergesslichkeit und Konzentrationsstörungen äußern. Folgende Homöopathika helfen:

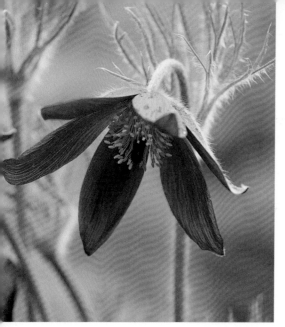

> Kalium phosphoricum
Einsetzbar bei innerer Unruhe, Nervosität, Einschlafschwierigkeiten, Konzentrationsstörungen. Akut: D6, 2- bis 3-mal täglich 5 Globuli; bei länger bestehenden Beschwerden: D12, einmal täglich 5 Globuli.

> Pulsatilla
Bei Stimmungsschwankungen mit Neigung zum Weinen, Wechsel von Niedergeschlagenheit und Hochstimmung. Akut: D6, 3-mal täglich 5 Globuli; bei länger bestehenden Beschwerden: D12, 2-mal täglich 5 Globuli.

Pulsatilla, auch als Wiesenschelle bekannt, bezaubert durch ihr zartes Erscheinungsbild. Sie gilt als typisches Frauenmittel.

Allgemeine Symptome

Viele Symptome, die bei der Borreliose und ihren Co-Infektionen auftreten können, können Sie mit Homöopathika lindern. Bei akuten Beschwerden greifen die homöopathischen Mittel schneller als bei chronischen. Deshalb sind manchmal unterschiedliche Dosierungen angegeben. Einige der Heilmittel finden sich sowohl bei Schüßler-Salzen als auch bei Homöopathika.

Appetitlosigkeit

Einhergehend mit Blähungen, saurem Aufstoßen, Schwäche: Acidum phosphoricum D12, 2-mal täglich 5 Globuli.

Kopfschmerzen

Spannungskopfschmerz mit Muskelverspannungen im Nacken- und Schulterbereich: Magnesium phosphoricum: Akut: D6, 3- bis 4-mal täglich 1 Tablette; bei immer wiederkehrenden Beschwerden: 1-mal 1 Tablette am Abend.

Müdigkeit, Abgeschlagenheit

Allgemeine Erschöpfungszustände: Acidum phosphoricum D12, 2-mal täglich 5 Globuli.
Müdigkeit aufgrund von Schlafstörungen: Cocculus D12, 2-mal täglich 5 Globuli.

Schlafstörungen

Innere Anspannung, Tagesmüdigkeit, schlechte Träume: Zincum metallicum D12, 2-mal täglich 5 Globuli.

Kopfbereich

Die hier genannten Beschwerden lassen sich – sei es als Ersttherapie oder als begleitende Maßnahme – mit homöopathischen Mitteln behandeln. Lassen Sie jedoch erstmalig auftretende und anhaltende Beschwerden immer medizinisch abklären.

Aphthen (Mundbläschen) und Entzündungen

Blutende Bläschen, eingerissene Mundwinkel: Acidum nitricum D12, 2-mal täglich 5 Globuli.

Entzündungen im Mund-Rachenraum jeglicher Art: Borax D6, 3-mal täglich 5 Globuli.

Ohrgeräusche

Widerhallende Ohrgeräusche, häufig einhergehend mit erschwertem Hören: Phosphorus D12, 2-mal täglich 5 Globuli.

Bauchraum

Als besonders unangenehm empfinden viele Erkrankte die Symptome, die im Magen-Darm-Bereich auftreten. Können ungesunde Ernährungsgewohnheiten als Ursache ausgeschlossen werden, sind die folgenden Mittel empfehlenswert:

Blähungen und Durchfall

Bei jeder Art von Darmbeschwerden, auch unter Antibiotikatherapie: Okoubaka D6, 3-mal täglich 5 Globuli.

Übel riechender Stuhl mit Blähungsgefühl: Aloe D6, 3-mal täglich 5 Globuli.

Magenschmerzen und Übelkeit

Kolikartig, oft begleitet von Durchfall: Colocynthis D12, 2-mal täglich 5 Globuli.

Magenschmerzen durch Entzündungen mit Sodbrennen: Ferrum phosporicum D6, 3-mal täglich 1 Tablette.

Bewegungsapparat

Der Bewegungsapparat setzt sich zusammen aus Sehnen, Bändern, Muskeln und Knochen. Ist auch nur ein Mitspieler beeinträchtigt, dann ist die Einschränkung der Bewegungsfähigkeit vorprogrammiert. Die Homöopathie kann eine Schmerzlinderung erzielen und damit die Bewegungsfähigkeit unterstützen.

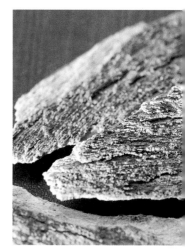

Okoubaka wird aus der getrockneten Rinde des gleichnamigen, in Westafrika beheimateten Baumes gewonnen.

Gelenkschmerzen

Gelenkschwellung mit Hitzegefühl, besonders bewährt in der begleitenden Borreliose-Behandlung: Ledum D12, im Akutfall 5-mal täglich 3 Globuli, bei eintretender Besserung 3-mal täglich 5 Globuli; Ferrum phosphoricum D6, 3-mal täglich 5 Globuli.

Karpaltunnelsyndrom (Nervenengpass an der Hand): Hypericum D6, 3-mal täglich 1 Tablette.

Muskelschmerzen

Stechend, steife Muskulatur: Bryonia D6, 3-mal täglich 5 Globuli. Neigung zu Muskelkrämpfen, nächtliche Wadenkrämpfe: Magnesium phosphoricum D6, 3-mal täglich 1 Tablette.

Rückenschmerzen

Stechend, Muskelsteifheit, jede Bewegung wird vermieden: Bryonia D6, 3-mal täglich 5 Globuli.

Haut, Haare, Nägel

Irritationen der Haut, Haare und Nägel sind bei der Borreliose und ihren Co-Infektionen ein häufiges Problem. Zum einen sind sie ein Zeichen von Immunsystemschwäche, zum anderen ein Ausdruck von starker Übersäuerung mit Entzündungsprozessen und – vor allem bei Haarausfall – ein Zeichen von Mineralstoffmangel.

Haarausfall

Kreisrunder oder diffuser Haarausfall, vor allem beim Mann: Lycopodium D12, 1-mal täglich 5 Globuli. Bei der Frau: Silicea D12, 1-mal täglich 5 Globuli oder Sepia D12, 1-mal 5 Globuli.

Sulfur, im Volksmund Schwefelblume genannt, ist eine häufig in der Erdkruste vorkommende Substanz und hat in der Medizin eine lange Tradition.

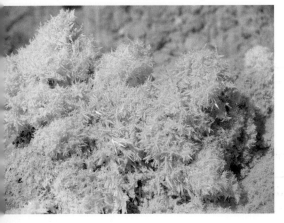

Hautentzündungen

Entzündungen mit Eiter, bei Berührung stechender Schmerz: Hepar sulfuris D12, 1-mal täglich 5 Globuli.

Haut, Irritationen jeder Art

Gerötet und schuppig: Sulfur D12, 1-mal täglich 3 Globuli.

Nägel und Haare, brüchige; Nagelpilz/Schrunden

Silicea D12, 2-mal täglich 5 Globuli.

Ernährung

Ein wichtiger Faktor bei der Behandlung der Borreliose und ihrer Co-Infektionen ist die Ernährung. Eine ausgewogene Ernährung liefert die nötigen Vitalstoffe im richtigen Verhältnis, das heißt, der Bedarf des Körpers wird optimal abgedeckt. Aktuelle Studien belegen erneut die schon seit Jahren bestehende Erkenntnis, dass der Körper Nahrungsmittel am besten im natürlichen Zustand verwerten kann: also einen Apfel lieber im Ganzen mit Schale und nicht als Apfelmus verzehren. Denn genau so, wie die Natur die Zusammensetzung eines Nahrungsmittels vorgesehen hat, werden die Inhaltsstoffe perfekt verwertet. Obwohl die Ernährungswissenschaften sehr weit fortgeschritten sind, werden immer wieder neue Substanzen in Nahrungsmitteln entdeckt, die positive Wirkungen auf unseren Körper haben.

Sobald eine Übersäuerung auf die Ernährung zurückzuführen ist, liegt es häufig am übermäßigen Verzehr von tierischem Eiweiß. Es ist vor allem in Fleisch, aber auch in Eiern, Fisch und vielen Milchprodukten enthalten. Pflanzliches Eiweiß, das beispielsweise in Hülsenfrüchten wie Linsen und in Getreide wie Amaranth, Bulgur, Quinoa und Soja vorkommt, ist hochwertiger und trägt nicht zur Säurebildung im Organismus bei. Alle Lebensmittel sollten so natürlich wie möglich sein. Greifen Sie deshalb zu Produkten, bei denen auf Industrialisierungsprozesse weitgehend verzichtet wurde. Als Richtlinie gilt: Je höher der Grad der Veränderung des natürlichen Zustands, desto größer die Gefahr der Übersäuerung. Darunter fallen beispielsweise bestrahltes Obst sowie Nahrung, die in der Mikrowelle zubereitet oder erhitzt wurde. Kaufen Sie nach Möglichkeit nur Nahrungsmittel in kontrollierter Bioqualität, bei deren Herstellung keine Pestizide und Ähnliches eingesetzt wurden.

Nahrungsmittel und Borreliose

Borreliose und die Übersäuerung des Körpermilieus (Seite 46) stehen in engem Zusammenhang. Erfahren Sie nun, welche Lebensmittel eine Übersäuerung begünstigen und welche für eine gesunde basische Ernährung besonders geeignet sind.

UNBEHANDELT – DENNOCH EINE GEFAHR

Auch unbehandelte Lebensmittel können eine Gefahr für die Gesundheit darstellen. Getreide, Erdnüsse, Mandeln, Muskatnüsse, Pistazien oder Feigen können von Schimmelpilzen befallen werden. Diese bilden hochgiftige Stoffwechselprodukte (Aflatoxine), die schon in geringer Konzentration Leber und Magen schädigen.

GU-ERFOLGSTIPP

ARGININ GEGEN FREIE RADIKALE

Bereichern Sie Ihren Speiseplan hin und wieder mit einer Extra-portion Nüsse, Keimlin-gen, Haferflocken oder Sojabohnen. Diese Nahrungsmittel enthal-ten viel Arginin, das an-tioxidativ wirksam ist und freie Radikale un-schädlich macht. Vor-sicht bei einer Herpes-infektion, da die Her-pesviren Arginin als willkommenen »Treib-stoff« verwenden.

Fleisch

Nach Hildegard von Bingen, Kräuterkundlerin und Klosterfrau im 12. Jahrhundert, können manche Fleischsorten der Gesund-heit durchaus zuträglich sein. So trägt Kalbfleisch – besonders in Form von Brühe – zur Knochenbildung bei und wirkt Knorpel-verschleiß und Osteoporose entgegen. Lammfleisch hat allgemein eine kräftigende Wirkung und hilft gegen Krampfadern. Hühner-fleisch, insbesondere Hühnerbrust ohne Haut, entlastet aufgrund seiner geringeren Kalorienzahl den Körper. Auf Schweinefleisch sollte ganz verzichtet werden. Es ist stark säuernd und wirkt eher schädigend als zuträglich. Beispielsweise häufen sich Gichtanfälle nach dem Verzehr von Schweinefleisch.

Fisch

Nach wie vor besteht die Meinung, Fisch sei sehr gesund, vor allem aufgrund seines hohen Anteils an Omega-3-Fettsäuren. Durch die Vergiftung der Meere ist dieser Anteil allerdings deut-lich rückläufig. Gleichzeitig ist der Anteil an Schwermetallen im Seefisch deutlich gestiegen, sodass Seefisch nicht häufiger als ein- bis zweimal im Monat auf den Tisch kommen sollte. Am besten weichen Sie auf Süßwasserfischarten aus, wobei auch hier auf Schadstoffe zu achten ist. Fisch wirkt ähnlich wie Fleisch säuernd.

Milch und Milchprodukte

Die überwiegende Anzahl der mit Borreliose Infizierten leidet an einer sogenannten Laktoseintoleranz. Normalerweise produziert der Körper nach dem dritten Lebensjahr immer weniger Laktase. Laktase ist ein Enzym, das den in der Milch enthaltenen Milchzu-cker (Laktose) aufspaltet. Fehlt dieses Enzym, kommt es nach dem Verzehr von Milch zu krampfartigen Bauchschmerzen, Blä-hungen, Völlegefühl und Durchfällen.

Die meisten Borreliose-Patienten leiden unter Darmfunktions-störungen (Darmdysbiose, Seite 106) – ihnen fehlen Laktase und auch andere Enzyme – und sollten deshalb keine Milchprodukte verzehren. Vor allem Hartkäse und Quark sind stark säuernd. Eine Ausnahme bilden Butter und Sahne. Sie werden in der Regel gut vertragen und sind aufgrund ihres hohen Fettgehalts weniger säuernd. Alternativen zur Kuhmilch sind Ziegenmilch- und Schafsmilchprodukte. Als Faustregel gilt: Je höher der Fettgehalt, desto geringer der Säuregrad. Lightprodukte sind der Gesundheit weniger zuträglich, übrigens auch nicht der Figur.

Mehl- und Teigwaren

Weißmehlprodukte sind nach Möglichkeit vollständig zu meiden. Sie rauben dem Organismus beispielsweise wertvolle Vitamin-B-Komplexe. Besser sind Vollkornprodukte. Allerdings reagieren vor allem Menschen mit Darmfunktionsstörungen empfindlich auf Sauerteig. Deshalb sind Dinkelprodukte besonders empfehlenswert. Dinkel ist das einzige Getreide, das nicht säuernd wirkt. Ihm werden sogar heilende Wirkungen zugeschrieben. Wissenschaftliche Untersuchungen haben ergeben, dass Dinkel 12 bis 20 Prozent hochwertige Eiweiße enthält, reich an Faser- und Ballaststoffen und vor allem an Vitamin B1 (für den Abbau von Kohlenhydraten), B2 (für den Abbau von Fett und Eiweiß) und B6 (für den Eiweißstoffwechsel) ist. Außerdem enthält Dinkel einen hohen Anteil an ungesättigten Fettsäuren und fettlöslichen Vitaminen wie A (für das Wachstum und den Aufbau von Haut und Schleimhaut) und E (um Zellen schädigende Substanzen umzuwandeln). Aber auch viele weitere Vitalstoffe, etwa Thiocyanat, das eine entzündungshemmende, immunstimulierende und antiallergische Wirkung besitzt, befinden sich in einer idealen Kombination und Konzentration in Dinkel.

Auch bei Teigwaren sollten Sie die naturbelassene Form den weiterverarbeiteten Produkten vorziehen. Mittlerweile gibt es – gerade auch bei Nudelsorten – ein sehr reichhaltiges Angebot an schmackhaften Vollkornprodukten.

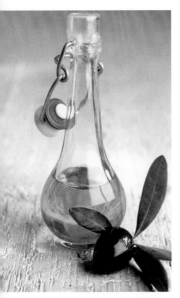

Tipp: Nehmen Sie täglich einen Esslöffel hochwertiges Öl zu sich. Kalt gepresstes Olivenöl verfeinert viele Salate.

Öle

Hochwertige Speiseöle werden aus Früchten oder Samen von Ölpflanzen hergestellt. Um die wertvollen Inhaltsstoffe der Öle zu erhalten, sollten sie kaltgepresst und unraffiniert hergestellt werden. Bei einer Überhitzung des Öls zum Beispiel durch Braten entsteht das gesundheitsschädliche Acrolein, eine stark giftige Substanz, die auch krebserregend ist.

Zu den hochwertigen Ölen zählen Lein-, Raps- und Olivenöl mit mehrfach ungesättigten Fettsäuren. Bei Borreliose und Co-Infektionen sind besonders Öle mit einem hohen Anteil an Omega-3-Fettsäuren wie Lein-, Walnuss- und Hanföl zu empfehlen, da sie entzündungshemmende, blutverdünnende und gefäßerweiternde Stoffe bilden. Olivenöle mit einem hohen Anteil an Omega-6-Fettsäuren können dagegen Entzündungsprozesse verstärken.

Nahrungsergänzungsmittel

In Fachjournalen wird allgemein eine großzügige Substitution von Nahrungsergänzungsmitteln bei Borreliose und ihren Co-Infektionen empfohlen. Doch davon möchte ich – vor allem bei ungezieltem Vorgehen – dringend abraten. Ganz ohne Zweifel entstehen bei Borreliose und ihren Co-Infektionen Mangelzustände bestimmter Mikronährstoffe, die von Patient zu Patient sehr unterschiedlich sind. Häufig besteht vor allem ein Mangel an den basisch wirkenden Mineralien wie zum Beispiel Magnesium, Kalium und Kalzium, aber auch an Selen und Zink, die im Bedarfsfall zugeführt werden sollten. Doch frei nach dem Motto »viel hilft viel«, und das auch noch in mangelhafter Qualität, ist keineswegs ratsam. Häufig liegen auch durch die Übersäuerung Stoffwechselbehinderungen vor, die zu Verschiebungen und Blockaden außerhalb und innerhalb der Zelle führen, sodass Mineralstoffe nicht an den Ort ihrer Bestimmung gelangen. Nahrungsergänzungsmittel müssen deshalb gezielt eingesetzt werden.

In der Regel sind die durch die Nahrung zugeführten Mikronährstoffe ausreichend. Eine Substitution sollte nur bei entsprechender Symptomatik erfolgen: Magnesium etwa bei Muskelbeschwerden wie Muskelkrämpfen und Muskelzuckungen.

Damit die Ernährung der Gesundheit dient

Nicht nur, was wir essen, beeinflusst unser körperliches Wohlbefinden, sondern auch die Art, wie wir essen. Da Ernährung bei Borreliose und ihren Co-Infektionen eine bedeutende Rolle spielt, hier die wichtigsten Empfehlungen:

> Essen Sie langsam und kauen Sie die Nahrung gut durch. In der Tat: Gut gekaut ist halb verdaut. Gutes Einspeicheln der Nahrung trägt sehr dazu bei, dass sie alkalisch (basisch) wird.

> Essen Sie nicht zu viel auf einmal. Eine große Nahrungsmenge im Darm verursacht Gärungs- und Fäulnisprozesse, die der Säurebildung Vorschub leisten. Ein Sättigungsgefühl tritt erst nach 20 Minuten auf und wird in erster Linie durch Kohlenhydrate wie Kartoffeln und Getreide hervorgerufen. Haben Sie davon zu wenig gegessen, signalisiert der Körper unabhängig von der Kalorienzahl Hunger. Dies erklärt auch die Hungerattacken, die einseitige Diäten auslösen.

> Essen Sie je nach Biorhythmus nicht zu spät. Magen und Darm sind abends zu erschöpft, um schweres Essen gut zu verdauen. Außerdem kann nach 16 Uhr verzehrte Rohkost Fäulnis- und Gärungsprozesse im Verdauungssystem fördern.

> Achten Sie auf eine abwechslungsreiche, vollwertige, biologisch hochwertige Ernährung. Verzichten Sie auf raffinierten Fabrikzucker (Weißzucker). Bei der chemischen Verarbeitung (brauner Zucker ist lediglich einmal weniger gebleicht) gehen wertvolle Vitalstoffe verloren. Verwenden Sie deshalb lieber Rohrohrzucker oder Honig zum Süßen. Verzichten Sie auch weitestgehend auf Auszugsmehle (Weißmehl). Das Getreide wird nicht voll gemahlen, die Randschichten des Korns werden eliminiert, um ein Ranzigwerden zu verhindern und die Haltbarkeit zu erhöhen. Vitalstoffe und Spurenelemente gehen verloren.

GU-ERFOLGSTIPP

KEIN FASTEN IM GESCHWÄCHTEN ZUSTAND

Wer an einer Borreliose leidet, ist im Allgemeinen insgesamt geschwächt. Alle Maßnahmen, die den Körper stark belasten, sollten deshalb vermieden werden. Dazu zählen auch das Heilfasten und andere Fastenkuren über mehrere Tage oder gar Wochen (die unter ärztlicher Aufsicht zu anderen Zeiten durchaus sinnvoll sein können). Eine leichte Kost, die sich an gesunden Ernährungsrichtlinien orientiert, unterstützt dagegen die Heilung.

> Nehmen Sie täglich circa einen Esslöffel hochwertiges Öl zu sich, das reich an ungesättigten Fettsäuren ist. Das Öl sollte unbedingt kalt gepresst sein und nicht erhitzt werden. Der Organismus braucht – gerade wenn er an Borreliose erkrankt ist – ungesättigte Fettsäuren für die Reparatur von angegriffenen Nervenummantelungen (Glianarben), beispielsweise bei neuropathischen Beschwerden wie Kribbeln oder Ameisenlaufen. Öle mit einem hohen Anteil an Omega-3-Fettsäuren (zum Beispiel Leinöl, Walnuss- und Hanföl) erhöhen den Zellstoffwechsel und wirken allgemein entzündungshemmend.

Basische Ernährung für morgens, mittags, abends

Sich vollwertig basisch zu ernähren, ist heute unproblematisch: Die meisten Bio-Ketten führen Lebensmittel wie Dinkel, Bulgur, Rohrohrzucker und ähnliches, sodass ein Einkauf ohne größeren Aufwand möglich ist. Und auch der Genuss muss bei einer vollwertig basischen Ernährung nicht zu kurz kommen. Mittags sollte der Schwerpunkt auf Gemüse, Kartoffeln, Salaten, Vollkornprodukten und wenig Fleisch liegen.

Die schnellen und einfachen Rezepte sind auch bei Kindern beliebt. Alle Rezepte sind für zwei Personen berechnet.

Das basenreiche Dinkelvollkornbrot sorgt für einen gesunden Start in den Tag.

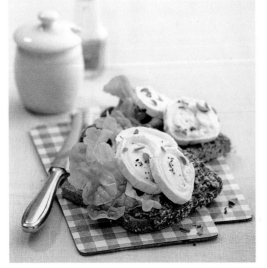

Frühstück
Brot mit Ziegenkäse

2 TL Dijon-Senf | 2 TL Waldhonig | 4 Scheiben Dinkelvollkornbrot | 75 g Ziegenweichkäse | 4 große Salatblätter | 1 TL Majoran | eventuell Pfeffer aus der Mühle

1 Senf mit Honig vermengen, die Brotscheiben damit bestreichen.
2 Ziegenkäse in dünne Scheiben schneiden. Salatblätter waschen und trocken schütteln.
3 Brotscheiben mit je einem Salatblatt und den Ziegenkäsescheiben belegen. Mit Majoran bestreuen, nach Belieben pfeffern.

Vitalmüsli mit Heidelbeeren

2 EL Sonnenblumenkerne | 2 EL Kürbiskerne |
1 EL Leinsamen | 1 EL gehackte Haselnüsse |
100 g frische Bio-Heidelbeeren | 4 EL Sahne |
4 EL Agavendicksaft

1 Sonnenblumen- und Kürbiskerne auf zwei
Schälchen verteilen. Leinsamen und gehackte Haselnüsse dazugeben und vermengen.
2 Heidelbeeren waschen, verlesen und zu den
Kernen geben.
3 Sahne mit dem Agavendicksaft verrühren, und
das Müsli damit verfeinern.

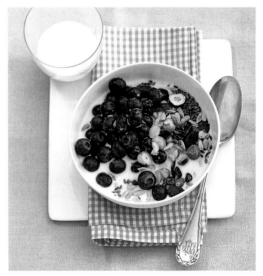

Apfel-Frischkornmüsli

2 EL Dinkelkörner | 2 EL Gerstenkörner | 2 EL Hirsekörner | 6 EL
Apfelsaft | 1 großer Apfel | 6 EL Sahne | 1 EL Honig | 2 EL Was-
ser | 1 EL Mandeln

Die Heidelbeeren können Sie
– je nach Jahreszeit – durch
andere vitaminreiche Beeren
ersetzen.

1 Am Vorabend Dinkel-, Gersten- und Hirsekörner mahlen, mit dem
Apfelsaft übergießen und zugedeckt über Nacht quellen lassen.
2 Am Morgen den Apfel waschen, entkernen und in kleine, mundge-
rechte Stücke schneiden. Die Körnermischung in zwei Schälchen füllen,
die Apfelstücke darauf verteilen.
3 Sahne mit Honig und Wasser verrühren und über das Frischkorn-
müsli träufeln. Mit den Mandeln bestreuen.

Süßer Obstsalat

1 Kiwi | 1 Banane | 1 unbehandelte Birne | 1 vollreifer Pfirsich |
8 Himbeeren | Agavendicksaft zum Süßen

1 Kiwi und Banane schälen und in Scheiben schneiden, Kiwischeiben
noch halbieren. Birne und Pfirsich waschen und trocken schütteln.
Birne putzen und würfeln. Pfirsich entkernen und klein schneiden. Him-
beeren verlesen und vorsichtig waschen.
2 Früchte vermengen und nach Belieben mit Agavendicksaft süßen.

Dinkelvollkornbrötchen mit Olivenaufstrich

2 Dinkelvollkornbrötchen | 2 EL Olivenaufstrich | 2 festfleischige Tomaten | 1 kleines Stück Salatgurke | 1 EL hochwertiges Olivenöl | Salz | Pfeffer aus der Mühle

1 Dinkelbrötchen halbieren, und die Brötchenhälften mit Olivenaufstrich bestreichen.

2 Tomaten waschen, halbieren, Strunk entfernen und in Scheiben schneiden. Gurke schälen und in Scheiben schneiden.

3 Die Brötchenhälften mit dem Öl beträufeln, mit Tomaten- und Gurkenscheiben belegen. Nach Belieben salzen und pfeffern.

Mittagessen
Dinkelvollkornnudeln mit Gemüsecurry

200 g Dinkelvollkornnudeln (zum Beispiel Dinkelspirelli) | 2 kleine Zwiebeln | 2 kleine Möhren | 300 g Lauch | 100 g Mungobohnensprossen | 1 EL Kokosfett | 400 ml Kokosmilch | 1 TL Sojasoße | 1 TL Currypulver | $\frac{1}{2}$ TL Paprikapulver edelsüß | $\frac{1}{2}$ TL Paprikapulver rosenscharf | Salz | Pfeffer aus der Mühle

Vollkornnudeln schmecken al dente gekocht besser als weich. Im Zweifelsfall: einfach probieren.

1 Nudeln nach Packungsangabe bissfest garen.

2 In der Zwischenzeit Zwiebeln schälen und würfeln. Möhren waschen, schälen und raspeln. Lauchstangen putzen, längs und quer halbieren, der Länge nach in feine Streifen schneiden. In einem Sieb abbrausen und abtropfen lassen. Mungobohnensprossen waschen und verlesen.

3 Fett in einem Topf erhitzen, Zwiebeln, Möhren und Lauch darin anbraten. Mungosprossen hinzugeben, weitere 2 Minuten dünsten.

4 Mit Kokosmilch aufgießen, Sojasoße, Curry- und Paprikapulver dazugeben. Unter ständigem Rühren bei schwacher Hitze kurz aufkochen lassen.

5 Vom Herd nehmen und nach Belieben salzen und pfeffern.

6 Nudeln untermischen und sofort verzehren.

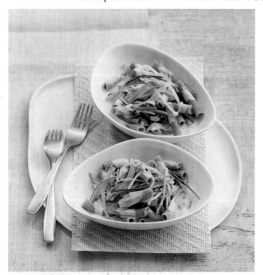

Bulgur mit Zucchini

200 g Bulgur | 2 TL Butter | 1 kleine Zwiebel | 2 kleine Zucchini |
2 EL hochwertiges Palmfett, das sich zum Braten eignet | 100 ml
Bio-Gemüsebrühe | 100 ml Sahne | frischer Oregano | Salz |
Pfeffer aus der Mühle

1 Bulgur mit Butter in einem Topf andünsten. Mit 400 ml Wasser aufgießen, salzen, aufkochen lassen und zugedeckt bei schwacher Hitze
in 25 bis 30 Minuten garen.
2 In der Zwischenzeit Zwiebel häuten und würfeln, Zucchini waschen,
putzen und in dünne Scheiben schneiden.
3 Öl in eine Pfanne geben, Zwiebeln und Zucchini darin andünsten.
Mit Brühe und Sahne aufgießen.
4 Den Oregano verlesen und darüberstreuen. Mit Salz und Pfeffer abschmecken.
5 Gegarten Bulgur etwas auflockern und mit dem Zucchini-Gemüse
vermischen.

Pfannkuchen mit Zimt-Apfel

125 g Buchweizenmehl | 1 Prise Salz | 1 TL Rohrohrzucker |
250 ml Schafmilch | 2 Eier | 2 große Äpfel | 2 EL Apfelsaft |
2 TL Honig | ½ TL Zimt | Butter zum Ausbacken

Sehr gut schmecken leicht
säuerliche Äpfel, zum Beispiel Boskop, als Füllung für
die Pfannkuchen.

1 Mehl mit einer Prise Salz und dem Zucker vermengen. Zunächst die Milch, dann die Eier mit
dem Handrührgerät gut unterrühren, sodass keine
Klumpen entstehen. Teig zugedeckt 20 Minuten
quellen lassen.
2 Inzwischen die Äpfel schälen, halbieren, entkernen und reiben. Mit Apfelsaft, Honig und Zimt verrühren, beiseitestellen.
3 Etwas Butter in einer Pfanne erhitzen und darin
bei mittlerer Hitze nacheinander Pfannkuchen
ausbacken. Jeweils etwas von der Apfel-Zimt-Mi-
schung auf die fertigen Pfannkuchen geben und
locker einrollen. Sofort verzehren.

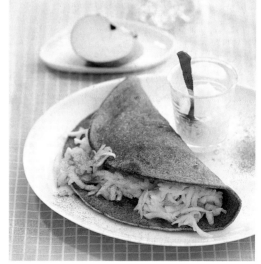

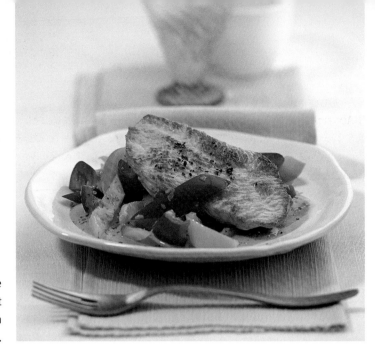

Pute hat am wenigsten Säure von allen Fleischsorten, ist bekömmlich und obendrein noch figurfreundlich.

Putenschnitzel mit Paprika

2 Paprikaschoten | 1 Zwiebel | 1 Knoblauchzehe | 2 Putenschnitzel (à 125 g) | Salz | Pfeffer aus der Mühle | 150 ml Sahne | 1 TL Speisestärke | 3 EL Kokosöl | 75 ml Bio-Gemüsebrühe | $\frac{1}{2}$ TL Majoran | $\frac{1}{2}$ TL Paprikapulver edelsüß | $\frac{1}{2}$ TL Paprikapulver rosenscharf | 2 EL Tomatenmark

1 Paprika waschen, putzen und in Streifen schneiden. Zwiebel und Knoblauch schälen und würfeln. Schnitzel waschen, trocken tupfen und leicht klopfen. Mit Salz und Pfeffer würzen. Die Sahne mit der Speisestärke glatt rühren.

2 2 EL Öl in eine Pfanne geben, sehr heiß werden lassen. Schnitzel darin pro Seite etwa 2 Minuten anbraten. Vom Herd nehmen und auf einer Platte warm halten.

3 Restliches Öl in Pfanne geben, Zwiebel und Knoblauch unter Rühren andünsten. Paprikastreifen untermischen und alles 5 Minuten köcheln lassen. Gemüsebrühe, Majoran, Paprikapulver, Tomatenmark und Sahnegemisch unterrühren. Einmal kurz aufkochen lassen, dabei weiter umrühren. Mit Salz und Pfeffer würzen.

4 Die Schnitzel auf zwei Tellern anrichten und mit der Paprika-Soße übergießen. Dazu Salzkartoffeln reichen.

Hähnchen-Gemüse-Pfanne

1 Aubergine | 250 g Hähnchenbrustfilet | Salz | Pfeffer aus der Mühle | 1 EL Zitronensaft | 1 Zwiebel | 1 Stange Sellerie | 1 Zucchino | 3 EL hochwertiges Kokosöl | 2 EL Sojasoße | 1 EL Weißweinessig | 1 TL Rohrohrzucker

1 Die Aubergine waschen und Stielansatz entfernen. Aubergine in Scheiben schneiden, mit Salz bestreuen und in einem Sieb etwa 1 Stunde abtropfen lassen.

2 Hähnchenbrustfilet waschen, trocken tupfen, klopfen und in 2 cm große Würfel schneiden. Mit Salz, Pfeffer und Zitronensaft würzen. 3 Zwiebel schälen, Sellerie waschen und putzen, beides fein würfeln. Zucchino waschen, putzen und in Scheiben schneiden.

3 Das Kokosfett in einer Pfanne mit hohem Rand erhitzen. Die Hähnchenbrust mit der Zwiebel rundum 3 Minuten darin anbraten. Sellerie, Aubergine und Zucchino zugeben und andünsten.

4 Sojasoße mit Essig und Zucker verrühren und über die Hähnchen-Gemüsemischung geben. Alles gut vermengen.

Abendessen

Samtige Möhrensuppe

450 g junge Möhren | 1 Schalotte | 1 EL Butter | 400 ml Bio-Gemüsebrühe | 1 EL Birnendicksaft | 100 ml Sahne | $\frac{1}{2}$ TL Muskatnuss, frisch gerieben | Salz | Pfeffer aus der Mühle

1 Möhren waschen und schälen. Schalotte abziehen. Beides fein würfeln.

2 Butter in einem Topf zerlassen, Möhren- und Schalottenwürfel darin andünsten, mit Gemüsebrühe aufgießen.

3 Gemüse im geschlossenen Topf etwa 10 bis 12 Minuten garen. Anschließend pürieren.

4 Die Suppe mit Birnendicksaft und Sahne verfeinern und mit Muskatnuss abschmecken. Nach Belieben salzen und pfeffern.

TIPP
Als Dessert eignen sich Früchte in allen Variationen, am besten natürlich immer Früchte der Saison und der Region.

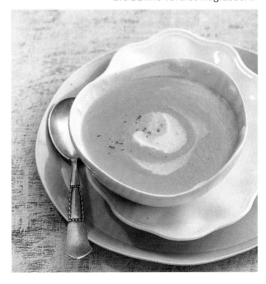

In doppelter Menge gekocht, lässt sich der Rest der Suppe sogar einfrieren. Dafür jedoch die Sahne vorerst weglassen.

Bunte Gemüsepfanne

2 rote Paprikaschoten | 2 Möhren | 1 mittelgroßer Zucchino |
1 kleine Zwiebel | 10 g Kresse | 3 EL Palmfett | 2 EL Sojasoße |
1 TL Honig | Pfeffer aus der Mühle

1 Paprika, Möhren und Zucchino waschen und putzen. Paprika in Würfel, Möhren und Zucchino in dünne Scheiben schneiden. Zwiebel abziehen und fein würfeln. Kresse waschen und verlesen.
2 Das Fett in einer Pfanne erhitzen, Zwiebel darin glasig braten. Restliches Gemüse zugeben und vorsichtig andünsten.
3 Sojasoße mit Honig verrühren und über das gebratene Gemüse geben. Mit Kresse bestreuen und mit Pfeffer würzen.

Ofenkartoffeln mit Kräuter-Joghurt-Dressing

6 kleine, festkochende Kartoffeln | 2 EL Walnussöl | 1 kleiner
Becher Joghurt | 2 EL Sahne | 1 EL Quellwasser | 2 TL Kräuter
der Provence | Salz | Pfeffer aus der Mühle

1 Den Backofen auf 230 °C vorheizen (Umluft 220 °C).
2 Kartoffeln waschen, mit einer Gabel ringsum einstechen und mit dem Öl einpinseln. Auf der mittleren Schiene mindestens eine Stunde garen.
3 In der Zwischenzeit Joghurt mit Sahne und Wasser zu einer glatten Masse verrühren. Kräuter zugeben, mit Salz und Pfeffer abschmecken.
4 Ofenkartoffeln zusammen mit dem Dressing servieren.

Wenn es einmal schneller gehen soll: Kartoffeln im Wasser als Pellkartoffeln kochen.

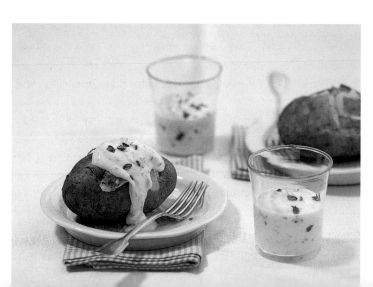

Kartoffel-Birnen-Gratin

1 TL Butter | 2 Möhren | 1 kleine Zwiebel |
6 gekochte Kartoffeln | 2 unbehandelte Birnen |
200 g Schlagsahne | 1 EL saure Sahne | ½ TL
Muskatnuss | Salz | Pfeffer aus der Mühle |
4 EL geriebener Ziegenhartkäse

1 Den Ofen auf 200 °C vorheizen (Umluft: 180 °C).
Eine Auflaufform mit Butter gründlich einfetten.
2 Möhren und Zwiebel schälen und würfeln. Kartoffeln schälen und in Scheiben schneiden. Birnen
schälen, vierteln, entkernen und in dünne Scheiben schneiden. Die Auflaufform dachziegelartig
mit den Birnen- und Kartoffelscheiben auslegen.
Gemüsewürfel darüberstreuen.
3 Schlagsahne mit saurer Sahne und Muskatnuss verrühren. Mit Salz
und Pfeffer abschmecken und über das Gratin gießen. Mit dem gerie-
benen Käse bestreuen und auf der mittleren Schiene in 25 bis 30 Minuten goldgelb überbacken.

Die Zutaten für dieses delika-
te Gratin sind häufig vorrätig.
Dann können Sie es auch
kurz entschlossen auf den
Tisch bringen.

Tomatensuppe mit Pfiff

500 g Tomaten | 2 kleine Möhren | 1 kleine Zwiebel | 1 EL Kokosöl |
150 ml Bio-Gemüsebrühe | 2 EL Sahne | 1 TL Sojasoße | ½ TL
Kurkuma | ½ TL Koriander | ½ TL Paprikapulver edelsüß | 1 Prise
Chilipulver | Salz | Pfeffer aus der Mühle

1 Tomaten waschen, kreuzweise einritzen, kurz in kochendes Wasser
tauchen, abschrecken und häuten. Stielansätze entfernen. Möhren waschen und schälen. Zwiebel abziehen. Tomaten grob, Zwiebel fein würfeln. Möhren raspeln.
2 Das Kokosöl in einem Topf erhitzen, Zwiebel darin andünsten. Möh-
ren- und Tomatenwürfel zugeben und mit Gemüsebrühe aufgießen. Zugedeckt bei mittlerer Hitze ungefähr 10 Minuten köcheln lassen. Danach die Suppe fein pürieren.
3 Sahne, Sojasoße, Kurkuma, Koriander, Paprika- und Chilipulver unterrühren und mit Salz und Pfeffer abschmecken.

Säuren (-) und Basen (+) in Nahrungsmitteln

Für Patienten mit Borreliose oder ihren Co-Infektionen ist eine basenreiche, vollwertige Ernährung sehr wichtig. Die anschließende Tabelle soll Ihnen helfen zu erkennen, welche Nahrungsmittel eher säuern und welche basisch wirken. Die Nahrungsmittel mit einem »+« (also die basischen) sind zu bevorzugen, jene mit einem »-« (also die säuernden) eher zu vermeiden. Natürlich können Sie säuernde Nahrungsmittel nicht komplett vermeiden. Vielmehr sollten Sie auf die stark säuernden Nahrungsmittel verzichten. Das bedeutet beispielsweise, kein Schweinefleisch zu essen. Wenn Sie auf Fleisch nicht verzichten möchten, wählen Sie besser Geflügel, und das am besten in Bio-Qualität: Geflügel, weil es weniger säuernd ist, Bio weil es sonst zu stark mit Antibiotika belastet ist. Zu Rindfleisch sollten Sie einen hohen Anteil an Gemüse essen, um einen Ausgleich zu schaffen.

Sie brauchen sich nicht an Zahlen festzuhalten. Essen Sie einfach nur bewusster und lernen Sie, welche Lebensmittel übersäuern. Ganz zu vermeiden, da stark übersäuernd, sind folgende Lebensmittel: geschälter Reis (besser Vollkornreis), Kuhmilch-Hartkäse (besser Weichkäse mit hohem Fettgehalt oder Ziegen- bzw. Schafskäse), Weißmehlprodukte (besser Vollkorn- oder, noch besser, Dinkelprodukte), Erdnüsse (besser Walnüsse oder Haselnüsse).

Gemüse, Pilze

Lebensmittel	Wert
Rosenkohl	-9,9
Artischocken	-4,3
Erbsen (reif)	-3,4
Wirsing (weiß)	-0,6
Grünkohl (im März)	+0,2
Spargel	+1,1
Zwiebeln	+3,0
Blumenkohl	+3,1
Grünkohl (im Dezember)	+4,0
Wirsing (grün)	+4,5
Feldsalat	+4,8
Erbsen (frisch)	+5,1
Rhabarber (Stängel)	+6,3
Rotkraut	+6,3
Porree (Knolle)	+7,2
Brunnenkresse	+7,7
Schnittlauch	+8,3
Schnittbohnen	+8,7
Porree (Blätter)	+11,2
Brechbohnen (grün)	+11,5
Sauerampfer	+11,5
Bohnen (weiß)	+12,1
Spinat (Ende März)	+13,1
Sellerie	+13,3
Tomaten	+13,6
Kopfsalat (frisch, Freiland)	+14,1
Endiviensalat (frisch, Freiland)	+14,5
Löwenzahn	+22,7
Gurke (frisch, Freiland)	+31,5
Kartoffeln, Wurzelgemüse	
Schwarzwurzeln	+1,5
Kohlrüben	+3,1
Rettich (weiß, Frühjahr)	+3,1
Kohlrabi	+5,1
Linsen	+6,0
Meerrettich	+6,8
Kartoffeln (Blaublüher)	+8,1
Karotten	+9,5
Rote Bete (frisch)	+11,3
Rettich (schwarz, Sommer)	+39,4

Andere Eiweißträger

Lebensmittel	Wert
Schweinefleisch	-38,0
Kalbfleisch	-35,0
Rindfleisch	-34,5
Seefisch	-20,0
Süßwasserfisch	-11,8

Darmsanierung

Die meisten Borreliose-Patienten leiden an Darmfunktionsstörungen, die durch eine Darmdysbiose entstehen. Darunter ist der Prozess zu verstehen, bei dem die individuelle physiologische Darmflora, also die Bakterien und Keime, die natürlicherweise in unserem Darm vorhanden sind, durch pathogene (krankmachende) Keime zerstört und ersetzt werden.

Dafür kommen verschiedene Ursachen in Betracht:

> Überbelastung des Verdauungssystems, beispielsweise durch falsche, einseitige Ernährungsweise,
> Antibiotikatherapie oder mit Antibiotika verseuchte Nahrungsmittel,
> Cortisontherapie,
> Entzündung des Darms durch Übersäuerung bei bakterieller (wie Borreliose) und viraler Belastung des Körpers.

Hinweise auf eine gestörte Darmflora könnten sein: Heißhungerattacken, Aufstoßen, Blähungen, Flatulenzen (Winde), Völlegefühl, übel riechender Stuhl mit Unregelmäßigkeiten (zu weicher oder zu harter Stuhl), Darmkrämpfe oder Koliken.

Darmbakterien und ihre Aufgaben

Der Darm ist der wichtigste Teil unseres Immunsystems, circa 80 Prozent der Immunantwort sind hier lokalisiert. Im Darm befinden sich mehr als 500 verschiedene Bakterienarten, die zusammen mit anderen Kleinstlebewesen die Darmflora bilden. Ist das Verhältnis im Darm ausgeglichen, leben diese Mikroorganismen in Symbiose. Im Dickdarm befinden sich sehr viel mehr als im Dünndarm. Zu den Aufgaben der Darmbakterien zählen:

> die Produktion von kurzkettigen Fettsäuren wie Butyrat, das erwiesenermaßen einen Schutz vor Darmkrebs bildet,
> die Produktion von Chondroitinsulfat, das für den Aufbau von Knorpel und Bandscheiben wichtig ist,
> die Versorgung des Körpers mit Vitaminen, die der Nahrung entzogen und auch im Darm gebildet werden,
> die Produktion von Immunglobulin A, das eine Barriere für pathogene (krankmachende) Bakterien bildet.

Das Milieu im oberen Anteil des Dünndarms ist unter physiologischen Bedingungen schwach basisch. Die Dickdarmflora benötigt dagegen eher ein leicht saures Milieu. Ist nun dieses Milieu durch die Neurotoxine der Borrelien und anderer infektiöser Keime stark ins Saure verschoben, kommt es zu einer Entzündung mit Funktionsstörungen und in Folge zu einer Dysbiose des Darms, das heißt, es entsteht ein Ungleichgewicht unter der Bakterien-Darmflora. Nahrungsbestandteile können nicht genügend resorbiert werden und bilden einen idealen Nährboden für krankmachende Keime. Die giftigen Stoffwechselprodukte schädigen die gestörte Darmschleimhaut weiter und erhöhen ihre Durchlässigkeit. Auf diese Weise können die im Darm produzierten Giftstoffe in das Blut und damit in den gesamten Körper gelangen – der Darm wird zur körpereigenen Giftküche, in der Ammoniak und verschiedene Fuselalkohole entstehen. Diese belasten vor allem die Leber, die bei der notwendigen Ammoniak- und Alkoholentgiftung sehr viel Bikarbonat verbraucht, einen körpereigenen Säurepuffer. Der Effekt ist eine rasch eintretende Übersäuerung des Körpers, die auch vor dem Gehirn nicht haltmacht. Im Darm befindet sich außerdem ein großer Anteil lymphatischer Zellen, die durch eine Dysbiose ebenfalls zerstört werden. Die Folgen sind – neben der weiteren Schwächung des Immunsystems – eine Vermehrung von Pilzen und anderen Parasiten und weitere Komplikationen wie das Leaky-Gut-Sydrom.

Das Leaky-Gut-Syndrom

Eine länger bestehende Dysbiose führt zur Veränderung der Darmschleimhaut und der Darmwände. Letztere werden immer durchlässiger und sind schließlich nicht mehr dicht genug, um Gift- und Schadstoffe abzufangen. Man spricht in diesem Fall vom sogenannten Leaky-Gut-Syndrom. Die Folgen: zusätzliche Übersäuerung des Körpers und weitere Entzündungsprozesse durch die Giftstoffe. Hinzu kommen Infektanfälligkeit, Erschöpfung, Migräne, Muskelschmerzen, Allergien (etwa gegen bestimmte Lebensmittel), Nahrungsmittelunverträglichkeit, Neurodermitis und Hautekzeme, Scheidenpilze und erhöhte Leberwerte.

TIPP
Darmsanierung ist eine langwierige Angelegenheit, für die Sie viel Geduld aufbringen müssen. Es kann Monate dauern, bis die Darmflora wieder im Gleichgewicht ist.

Entwicklungsgeschichtlich sind alle Schleimhäute aus demselben Keimblatt entstanden. Ist die Schleimhaut des Darms permanent überbelastet, reagieren schließlich auch die Schleimhäute der Bronchien, Nasennebenhöhlen, Stirnhöhle und Blase. Besonders für den Borreliose-Patienten beginnt ein Teufelskreis zwischen Neurotoxinbelastung, Übersäuerung, Entzündung, Leberbelastung, mangelnder Ausscheidung durch Rückresorption der Gifte über die Gallenflüssigkeit, Dysbiose und Leaky-Gut-Syndrom, wobei nicht genau klar ist, was zuerst da war.

Behandlung einer Dysbiose

Eine Substitution mit natürlich vorkommenden Mikroorganismen verspricht auf Dauer leider keinen Erfolg, da diese auf der pathogenen (krankmachenden) Flora nicht überlebensfähig sind. Am besten ist es, den Ursachen mit gesunder Ernährung (Seite 91), ausreichender Trinkmenge (Seite 68), konsequenter Abtötung der Borrelien und pathogenen Keime und Ausleitung der Neurotoxine und Gifte (Seite 66) entgegenzutreten. Möglich ist auch die Anwendung eines harmlosen Keimes, der die pathogene Flora verdrängen kann, um Platz für die physiologische (natürliche) Flora zu schaffen, etwa Saccharomyces boulardii, ein natürlicher Hefepilz, verwandt mit der Bierhefe. Dieser Pilz ist beispielsweise in Perenterol enthalten, das ohne Rezept in jeder Apotheke erhältlich ist und eigenständig angewandt werden kann.

Frequenztherapie

Um die naturheilkundlichen Maßnahmen zu unterstützen, steht die Frequenztherapie als physikalische Begleittherapie zur Verfügung. Das Prinzip dieser Therapie beruht darauf, dass jeder homogene Körper eine eigene Resonanz-Frequenz besitzt, die den Körper zum Schwingen anregt. Diese Schwingung kann so stark sein, dass sie bestimmte Prozesse in Gang setzt, die den Körper zerstören. Dies erhofft man sich auch bei Bakterien oder bei Viren. Seit den 1990er Jahren werden unterschiedliche Frequenzgeräte bei der Behandlung von Borreliose eingesetzt. Gute Erfolge konnte ich mit der Photonentherapie erzielen.

SEIT LANGEM AUF DEM MARKT
Die erste Frequenzmaschine hat der Biologe Dr. Raymond Rife zwischen 1920 und 1930 entwickelt. Heute werden verschiedene Frequenzgeräte eingesetzt, darunter die nach seinem Erfinder benannte Rifemaschine sowie sogenannte Zapper und Geräte zur Magnetfeldbehandlung.

Photonentherapie

Die Photonentherapie arbeitet mit verschiedenen Frequenzen im Infrarotbereich. Dabei werden Photonen erzeugt, welche die Zelle in ihrer Funktion unterstützen. 1975 wurde der Beweis erbracht, dass in den Zellen Licht ist, die sogenannten Biophotonen. Photonen sind kleinste Lichtteilchen, die von unseren Zellen produziert werden. Sie sorgen für die Kommunikation zwischen den Zellen. Sind Zellen erkrankt, weisen sie einen Licht- oder Frequenz- beziehungsweise Schwingungsmangel auf, der sich wiederum störend auf bestimmte Regelprozesse auswirkt. Bei der Borreliose und ihren Co-Infektionen kommt dieser Mangel unter anderem durch die Neurotoxine zustande. Die Verschlackung der Zelle ist am Ende so groß, dass keine Biophotonenproduktion mehr erfolgen kann und dadurch die Kommunikation unter den Zellen erlischt. Die Stoffwechsel-Regulationssysteme wie das Immunsystem, aber auch Hormonsystem und Nervensystem verlieren ihre Funktion. Durch die Photonentherapie gelangen aktive Lichtteilchen als künstliche Photonen über die Haut in den Körper und regen die Zelle durch Schwingungs- und Energieladungen an, ihren Informationsaustausch wieder aufzunehmen.

WICHTIG

Bei den folgenden Kontraindikationen ist die Anwendung der Photonentherapie nicht angezeigt:

> bei Schilddrüsenüberfunktion,
> bei Lichtallergie,
> bei Leberentzündung nur bedingt.

Bionic 880

Dieses Photonenfrequenzgerät setze ich gern in meiner Praxis ein. Zur Unterstützung werden bei Borreliose und ihren Co-Infektionen zusätzlich Informationen in Form von Nosoden (homöopathisch aufbereitete Mittel, die aus krankem Material wie Blut oder Krankheitserregern bestehen) in der Nähe des Solarplexus angebracht. Die Behandlung gestaltet sich sehr individuell und ist bei richtiger und genügend langer Durchführung sehr wirksam.
Nach meiner Erfahrung mit dem Bionic 880 muss die Behandlung insgesamt mindestens zehn bis zwölf Einzelsitzungen beinhalten, wobei pro Woche zwei Sitzungen im Abstand von zwei Tagen erfolgen. Eine Sitzung dauert circa ein bis eineinhalb Stunden. Die Kosten bestimmt in der Regel der Therapeut. Sie liegen zwischen 60 und 300 Euro – es lohnt also, zu vergleichen – und werden von den Krankenkassen nicht übernommen.

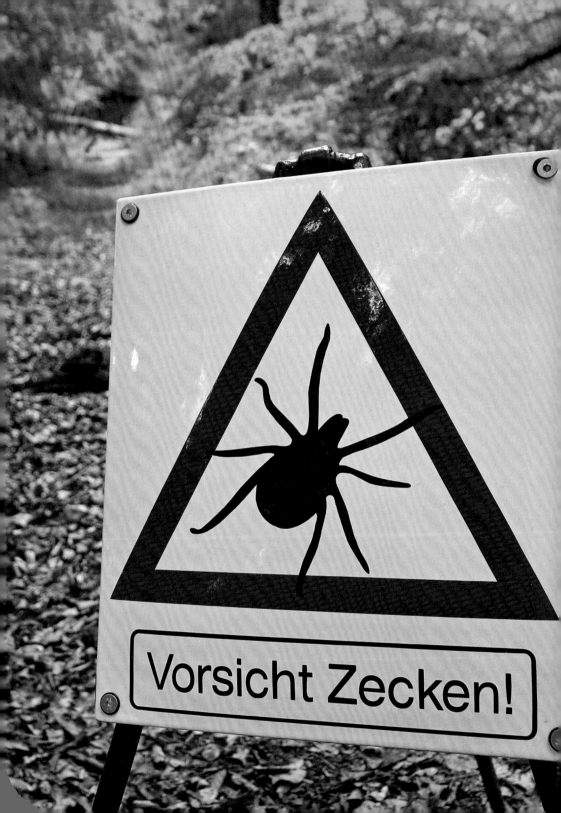

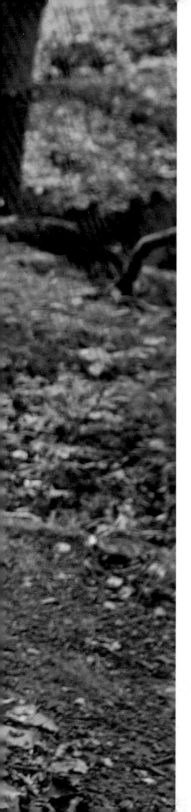

DER BESTE SCHUTZ: DIE PROPHYLAXE

Der beste Schutz gegen eine Borreliose und ihre Co-Infektionen sind vorbeugende Maßnahmen, mit denen Sie verhindern, dass eine Zecke oder ein Insekt den Erreger übertragen kann.

| Gefahren erkennen und vorbeugen | 112 |
| Ein Zeckenstich – und nun? | 116 |

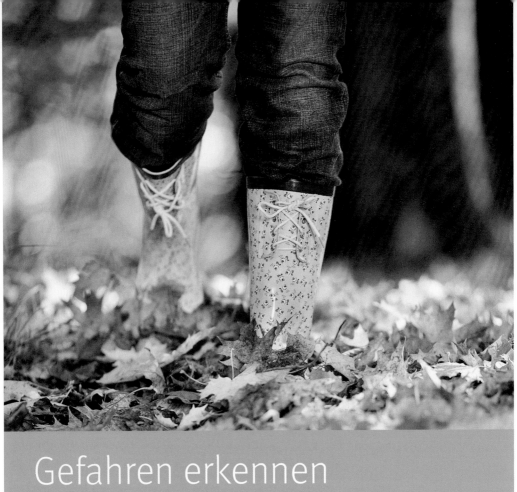

Gefahren erkennen
und vorbeugen

Mittlerweile gibt es in Deutschland, Österreich und der Schweiz kaum noch Gebiete, die frei von Zecken sind. Das Risiko einer Infektion besteht theoretisch also überall. Eine speziell entwickelte Karte kann die Aktivität von Zecken drei bis sieben Tage im Voraus anzeigen (Adresse im Anhang Seite 123). Schätzungen gehen davon aus, dass mindestens ein Drittel der Nymphen und der erwachsenen Weibchen Borrelien und andere krankheitserregende Bakterien in sich tragen und damit übertragen können.

Gute Tipps gegen Stiche

Zecken lieben feuchtwarme Lebensräume, die ihnen viele Unterschlupfmöglichkeiten bieten. Dabei bevorzugen die verschiedenen Entwicklungsstadien – Larve, Nymphe und adultes Tier (Seite 12) – jeweils unterschiedliche Bereiche, die von der Streuschicht am Boden über Stauden und kleinere bis zu 1,80 Meter hohen Bäumen reichen. Natürlich gelingt es nicht immer, den Stich einer Zecke oder eines Insekts zu vermeiden. Wenn Sie jedoch die folgenden Verhaltenstipps beachten und die Empfehlungen beherzigen, können Sie das Risiko deutlich reduzieren:

Tipp 1: die richtige Kleidung

Tragen Sie bis oben hin geschlossene, möglichst eng anliegende und helle Kleidung. Feste, knöchelhohe Schuhe, lange Hosen sowie Hemden und Blusen mit langen Ärmeln schrecken die Zecken zwar nicht ab, machen es ihnen aber schwerer, schnell an eine für den Einstich geeignete Hautstelle zu gelangen. Helle Kleidung hat den Vorteil, dass Sie die dunkel gefärbten Zecken darauf leichter ausmachen und entfernen können. In 90 Prozent aller Fälle bildet der Hosensaum für Zecken die Eintrittspforte. Deshalb empfiehlt es sich auch, die Hose vor allem bei Wanderungen durch Waldgebiete in die Strümpfe zu stecken.

FÜR ZECKEN UNATTRAKTIV

Wenig übersäuerte Menschen scheiden mit ihrem Körperschweiß kaum Buttersäure aus und sind deshalb häufig als möglicher Wirt für Zecken unattraktiv.

Tipp 2: Wege nicht verlassen

Meiden Sie die für Zecken und Insekten typischen Aufenthaltsorte. Bleiben Sie im Wald auf befestigten Wegen und machen Sie keine Abstecher ins Gebüsch oder Unterholz. Meiden Sie auch Wiesen mit hohem Gras. Während Zecken tagsüber und auch nachts stechen können, beschränkt sich die Aktivität der meisten Insekten auf bestimmte Zeiten. So sind Bremsen meist tagsüber, Stechmücken dagegen eher in der Dämmerung aktiv.

Tipp 3: Kontakt zu Wildtieren meiden

Halten Sie sich von Wildtieren fern. Das gilt nicht nur für die freie Natur, sondern leider auch für Parkanlagen, Streichelzoos und ähnliche Einrichtungen. Wildtiere tragen häufig Zecken im

Fell, die bei Berührung auf den Menschen überwechseln können. Achten Sie auch auf Ihre Kinder und schulen Sie sie, im Umgang mit Wildtieren die nötige Vorsicht walten zu lassen.

ABWEHRKONZENTRAT FÜR HUNDE
Im Handel wird für Hunde ein natürliches Schutzmittel mit Teebaumöl als Alternative zu den herkömmlichen chemischen Keulen angeboten. Der für größere Tiere und Menschen wenig wahrnehmbare Geruch ist für Zecken unerträglich.

Tipp 4: Haustiere kontrollieren

Wenn Ihr Haustier (Katze, Hund) draußen unterwegs war, sollten Sie es immer auf Zecken untersuchen. Die sogenannten Inhouse-Infektionen haben in den letzten Jahren stark zugenommen. Suchen Sie auch die bevorzugten Aufenthaltsplätze, Körbchen und Schlafdecken Ihres Vierbeiners regelmäßig nach den Blutsaugern ab. Übrigens kann Ihr Haustier Zecken nicht nur an Sie weitergeben, sondern auch selbst an Borreliose erkranken.

Tipp 5: notfalls Abwehrmittel einsetzen

Zur Abwehr von Zecken und Insekten bieten sich bei Wanderungen oder Spaziergängen in der Natur sogenannte Repellentien (Abwehrmittel) an. Diese Mittel werden auf die Haut aufgetragen und sollen entweder durch ihren Duft oder ihre pestizide Wirkung vor Zecken und Insekten schützen. Als ein natürliches Repellent bieten sich Kombinationen aus Schwarzkümmel, Lavendel oder Teebaumöl an, die Sie in allen naturheilkundlichen Apotheken kaufen können.

Obwohl immer wieder chemische Verbindungen mit pestizider Wirkung empfohlen werden, rate ich davon ab. Zum einen sind sie gesundheitsschädlich, vor allem für Kinder. Zum anderen haben Tests gezeigt, dass die Wirkung dieses Repellents insgesamt fraglich ist und sie ohnehin kaum länger als eine bis drei Stunden vorhält. Deshalb muss das Repellent ständig erneuert werden.

Meine Empfehlung gerade bei Kindern ist eine rein naturheilkundliche Prophylaxe, die entweder ab dem Frühjahr regelmäßig (Kindern im Waldkindergarten) oder bei Bedarf auch kurzfristig vor einem Aufenthalt in der Natur gegeben werden kann:

> Ledum D6 für eine kurzfristige, einmalige Einnahme (je nach Alter bis zu fünf Globuli) oder Ledum D12 für eine regelmäßige Einnahme (in diesem Fall alle drei bis vier Wochen je nach Alter bis zu fünf Globuli)

> Zeckenprophylaxe D30 plus FSME (einmal wöchentlich fünf Globuli für Kinder und bis zehn Globuli für Erwachsene).

Tipp 6: den Körper gründlich absuchen

Nach einer Wanderung oder einem Spaziergang durch typische Zeckenbiotope sollten Sie es sich zur Gewohnheit machen, Ihren Körper gründlich nach Zecken abzusuchen. Je früher Sie eine festsitzende Zecke entdecken und entfernen (Seite 117), desto höher sind die Chancen, eine Infektion mit Borrelien oder eine Co-Infektion zu vermeiden.

Inspizieren Sie vor allem gut durchblutete Körperstellen mit weicher, warmer Haut, wie beispielsweise Achselhöhlen, Nabel, Leistenbeugen, Schambereich, Kniekehlen und Zehenzwischenräume. Bei Kindern sollten Sie vor allem Haare, Haaransatz und die zarte Haut hinter den Ohren untersuchen.

Tipp 7: im Zweifelsfall zum Arzt

Wenn Sie unsicher sind, ob Sie eine Zecke richtig entfernt haben, wenn noch Teile des Zeckenkörpers in der Wunde stecken oder wenn sich Symptome zeigen, die auf eine Infektion hindeuten können, dann sollten Sie möglichst bald einen auf Zeckeninfektionen spezialisierten Arzt oder Therapeuten aufsuchen.

Der eigene Garten als zeckenfreie Zone

Niemand möchte ständig bei schönem Wetter mit hochgeschlossener Kleidung herumlaufen. Schaffen Sie sich deshalb in Ihrem Garten eine zeckenfreie Zone. Bedenken Sie dabei, dass Zecken oft direkt »vor der Tür« lauern. Igel und Mäuse transportieren befruchtete Zeckenweibchen in den Garten, und es können regelrechte Zeckennester entstehen, die sofort vernichtet werden müssen. Entfernen Sie in regelmäßigen Abständen Streuschichten, Laub und Unterholz, schneiden Sie Büsche zurück und mähen Sie das Gras kurz. Auch durch einen Dampfstrahler können Sie Terrassen und Rasenflächen zeckenfrei halten. Und natürlich wirken stark aromatische Pflanzen wie beispielsweise Lavendel. Ein natürlicher Feind der Zecken ist die Ameise.

AUF DER SUCHE NACH BEEREN UND PILZEN
Wenn Sie im Wald Beeren oder Pilze sammeln, sind Sie für Zecken eine besonders leichte Beute, denn Sie bewegen sich dabei gebückt durch das Unterholz. Deshalb sollten Sie Ihren Körper nach solchen Aktivitäten entsprechend sorgfältig absuchen.

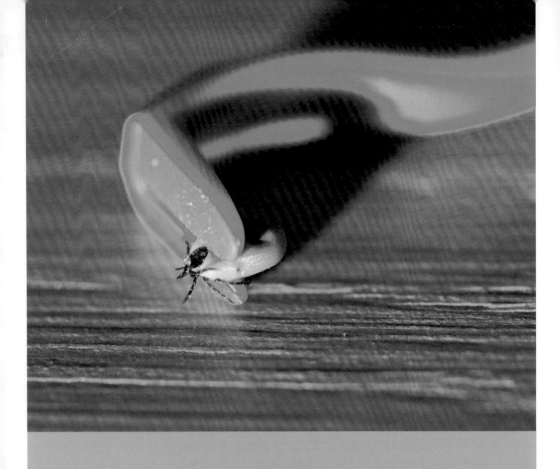

Ein Zeckenstich – und nun?

Ist es trotz aller Vorsichtsmaßnahmen zu einem Zeckenstich ge-
kommen, sollten Sie die Zecke rasch entfernen und die Einstichstelle sorgfältig beobachten. Wenn Sie Symptome feststellen, die
auf eine mögliche Infektion mit Borrelien hindeuten, zum Beispiel das Auftreten einer Wanderröte (Erythema), sollten Sie
rasch reagieren. Anhand verschicdener Studien wurde nachgewiesen, dass das Risiko einer Infektion mit Borrelien oder anderen Erregern steigt, je länger der Saugakt der Zecke dauert.

Herausziehen oder herausdrehen?

Über die beste Methode, eine Zecke aus der Haut zu entfernen, gibt es unterschiedliche Auffassungen. In einer Untersuchung wurden die Techniken »Herausziehen« und »Herausdrehen« am Gemeinen Holzbock getestet. Da sich die Zecken mithilfe eines Sekrets in der Haut förmlich einzementieren und die Mundwerkzeuge außerdem mit kräftigen Widerhaken versehen sind, können beim Herausziehen der Zecke größere Teile der Mundwerkzeuge abreißen. Dagegen hat das Herausdrehen zwei Vorteile: Zum einen muss man weniger Kraft aufwenden, zum anderen ist die Gefahr, dass größere Teile der Mundwerkzeuge abreißen und in der Wunde verbleiben, deutlich geringer. Wofür Sie sich entscheiden, hängt auch vom Werkzeug ab, das Sie benutzen.

Eine Zecke sollte bei ihrer Entfernung möglichst nicht gedrückt oder gequetscht werden. Zwar gibt es bis heute keine Untersuchungen, die belegen, dass sich das Risiko einer Borreliose-Infektion beim Quetschen der Zecke erhöht, aber die Wahrscheinlichkeit steigt, dass dabei noch mehr Borrelien übertragen werden. Man geht davon aus, dass sich die Zecke im Todeskampf erbricht und den Darminhalt, in dem sich die Erreger befinden, mit erbricht. Auf diese Weise werden die Erreger übertragen.

Vielfältige Hilfsmittel

Im Handel werden verschiedene Instrumente angeboten, um Zecken zu entfernen. Falls Sie sich ein solches Hilfsmittel zulegen wollen, wählen Sie dasjenige, das Ihnen hinsichtlich der Handhabung am besten gefällt. Erfahrungsgemäß können Zecken mit einer professionellen Zeckenschlinge am leichtesten entfernt werden. Zudem sollten Sie zu einem hochwertigen Produkt (statt zu einem billigen Einmalartikel) greifen. Der höhere Preis zahlt sich in jedem Fall aus.

Zeckenschlinge

Sie wird um die Zecke herumgelegt und so dicht wie möglich an der Haut platziert. Dabei ist darauf zu achten, dass die Spitze des Schlingenstifts direkt neben der Zecke leicht in die Haut gedrückt

WICHTIG

Vorsicht vor alten Hausmitteln oder Empfehlungen aus Omas Hausapotheke! Auf keinen Fall sollten Sie Benzin, Öl oder Klebstoff einsetzen, um die Zecke zu betäuben oder abzutöten. Im Todeskampf könnte sie verstärkt Krankheitserreger in die Wunde abgeben.

wird. Die Aktivierung erfolgt meistens über einen Knopf: Wird er gedrückt, ist die Schlinge lose, wird er losgelassen, zieht sich die Schlinge zusammen. Dann können Sie die Zecke vorsichtig herausdrehen. Bei den Zeckenschlingen gibt es erhebliche Qualitätsunterschiede. Eine qualitativ hochwertige Zeckenschlinge mit besonderen Eigenschaften ist die 3ix Zeckenschlinge aus Schweden mit zehn Jahren Herstellergarantie.

Zeckenzange

Eine Zeckenzange ist eine speziell entworfene Pinzette, die zwischen Daumen und Zeigefinger gehalten wird. Dabei können Sie

---

ÜBERLEBENSKÜNSTLER ZECKEN

Durch zahlreiche Untersuchungen hat ein Zeckenforscher herausgefunden, dass Zecken über eine erstaunliche Widerstandsfähigkeit verfügen. Sind sie erst einmal in den Wohnbereich vorgedrungen, ist es fast unmöglich, sie mit herkömmlichen Methoden zu vernichten. Das sind seine Ergebnisse:

> Kleiderschrank, Bettwäsche, Kopfkissen: Überlebenszeit drei bis fünf Tage.
> Wäschehaufen: Überlebenszeit mehrere Wochen, vor allem dann, wenn feuchte Kleidungsstücke darunter sind.
> Waschmaschine: Zecken überstehen Temperaturen bis zu 40 °C.
> Trockner: Nach eineinhalb Stunden Betrieb (schranktrocken/schonend) waren alle Zecken tot.
> Bad: Überlebenszeit mehrere Wochen, vor allem in Handtüchern oder Bodenteppichen, die täglich feucht werden.

> Pool: Zecken schwimmen auf der Wasseroberfläche und lassen sich treiben, bis sie ein Opfer gefunden haben. Sie können bis zu vier Wochen im Wasser überleben. Zecken sollten Sie also auf keinen Fall in die Toilette hinunterspülen.
> Auto: Überlebenszeit mehrere Wochen. Denken Sie daran, wenn Sie nach einem Waldspaziergang oder einer Angelpartie Ihre Kleidung im Auto ablegen.
> Backofen: In ein dünnes Kleidungsstück gehüllt, lebten sie noch nach fünf Minuten bei 110 °C Umluft. In der Mikrowelle waren sie nach zwei Minuten abgetötet.
> Tiefkühltruhe: Trotz einer Stunde Einfrieren bei -22 °C waren sie nach dem Auftauen wieder quicklebendig.
> Alkohol: Ein 25-minütiges Vollbad in 37,5-prozentigem Schnaps konnte den Zecken nichts anhaben.

mit dem Zeigefinger einen Druckknopf bedienen, der die Greifarme der Zeckenzange öffnet und schließt. Die Zange müssen Sie präzise zwischen Haut und Zeckenkörper einsetzen und anschließend den Kopf packen. Im Prinzip ist die Zange viel zu grob und stellt unter allen Entfernungsmöglichkeiten das höchste Risiko dar, die Zecke zu quetschen und damit die Erreger ins Blut des Opfers zu pumpen.

Zeckenkarte

Sie hat etwa die Größe einer Kreditkarte und ist in Apotheken und Drogerien erhältlich. An einer Seite hat die Zeckenkarte einen größeren Schlitz, den Sie zwischen die Haut und die Zecke schieben. Mit der Karte als Hebel können Sie dann die eingeklemmte Zecke herausziehen. Der Nachteil der Karte ist, dass sie an verschiedenen Körperstellen nicht einsetzbar ist. Das ist zum Beispiel am Ohr, im Nabel oder zwischen den Zehen der Fall.

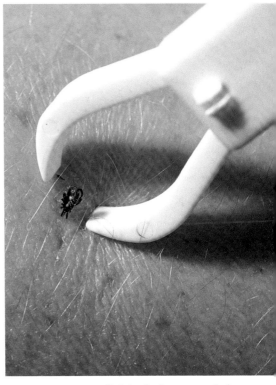

Bei der Zeckenzange sind eine ruhige Hand und ein zielgenauer Einsatz gefragt.

Zeckenhaken

Dabei handelt es sich um einen geschlitzten, gebogenen Stab von der Größe einer Büroklammer, der ähnlich wie ein Nageleisen funktioniert. Er lässt sich gut bei Haustieren einsetzen, da er nur die Zecke greift und keine Haare mit herausreißt.

Pinzette

Pinzetten, die mit unterschiedlichen Spitzen angeboten werden, sind wegen ihrer groben Struktur nur bedingt geeignet. Zum einen ist die Gefahr relativ hoch, dass der Kopf der Zecke abreißt und im Körper bleibt. Zum anderen lässt sich die Zecke mit der Pinzette nur schwer fassen. Wenn Sie kein anderes Hilfsmittel zur Verfügung haben, fassen Sie die Zecke an der Haut so nah wie möglich und drehen oder ziehen Sie sie dann vorsichtig heraus.

Erste Maßnahmen nach dem Zeckenkontakt

Das Wichtigste ist, die Zecke so schnell wie möglich zu entfernen. Werden Sie ruhig selbst tätig, denn ein Arztbesuch ist selten der schnellste Weg. Zudem befreit Ihr Hausarzt Sie in der Regel auch nicht anders von der Zecke, als Sie selbst es tun. Mit etwas Geschicklichkeit gelingt das auch problemlos. Achten Sie darauf, dass der Kopf der Zecke vollständig entfernt wird.

Da eine Infektion keineswegs sofort, sondern möglicherweise erst nach Monaten oder sogar nach Jahren auftreten kann, sollten Sie nach einem Zeckenstich auf folgende Punkte achten:

> Wenn Sie sichergehen möchten, ob die Zecke infiziert ist, dann können Sie diese (egal in welchem Zustand) an entsprechende Labors (Adresse im Anhang Seite 123) senden, die die Zecke auf Borrelien, Erreger möglicher Co-Infektionen oder FSME-Erreger untersuchen.

> Kontrollieren Sie regelmäßig die Einstichstelle auf Veränderungen. Beispielsweise kann eine Wanderröte erst nach Tagen oder sogar noch nach Wochen auftreten.

> Achten Sie besonders auf grippeähnliche Symptome. Eine verkannte Sommergrippe kann auch ohne Auftreten einer Wanderröte ein Anzeichen für eine Infektion sein.

> Eine Laborkontrolle ist in der Regel nur dann angezeigt, wenn eine entsprechende Symptomatik oder eine Wanderröte auftritt. Dabei gilt:

> Die Laborparameter können nicht den tatsächlichen Zustand der Infektion widerspiegeln. Möglicherweise liegt bereits eine Infektion vor, die das Immunsystem kompensiert hat.

> Es kann sein, dass Ihr Immunsystem nicht entsprechend reagiert und die Laborparameter falsche Aussagen wiedergeben (siehe dazu Labordiagnostik, Seite 26).

> Aus meiner Sicht sollte eine Antibiotikatherapie dem Akutfall vorbehalten bleiben. Sie ist in jedem Fall dann indiziert, wenn sich eine Infektion mit akuten Beschwerden wie etwa eine Fazialisparese (Gesichtslähmung, Seite 24) oder ein Bannwarth-Syndrom (Entzündungen der Nervenwurzeln und Gehirnnerven, Seite 25 und 34) einstellt.

Dass eine Antibiotikatherapie sicher vor einer Infektion schützen kann, ist leider falsch.

> Sobald Sie sich für eine Antibiotikatherapie entschieden haben, sollten Sie gemeinsam mit Ihrem Hausarzt den Empfehlungen der Deutschen Borreliose-Gesellschaft (Adresse im Anhang Seite 123) folgen.

> Bei allgemeinen Krankheitszeichen ohne Akutzustände wie Müdigkeit, Erschöpfung oder grippeähnliche Symptome gibt es immer auch die Möglichkeit zu einer sanfteren naturheilkundlichen Therapie mit begleitenden Maßnahmen (ab Seite 82). Die genannten Symptome sind Anzeichen dafür, dass sich der Körper mit einer Infektion auseinanderzusetzen hat. Deshalb ist es wichtig, sofort die Toxine auszuleiten, das Immunsystem zu unterstützen und für ausreichend Schlaf zu sorgen.

> Eine Abtötung der Borrelien kann mithilfe der Karde (Seite 64) – über sechs bis acht Wochen verabreicht – erfolgen. Um die Entzündung zu hemmen und das Immunsystem zu stärken, können Sie zusätzlich Zistrose (Seite 65) einnehmen. Am besten lassen Sie sich dazu von einem naturheilkundlich erfahrenen Therapeuten beraten.

> Wichtig: Lassen Sie abklären, ob bereits eine unterschwellige Borrelieninfektion vorliegt. Und noch wichtiger: Lassen Sie abklären, ob Co-Infektionen durch andere Bakterien oder Viren vorliegen. Im letztgenannten Fall reagiert der Körper anders, und es ist eine differenziertere Therapie als nur mit der Karde notwendig. Hier ist die Labordiagnostik mit den verschiedenen Testmöglichkeiten (Seite 26) sehr hilfreich.

> Haben Sie sich den Zeckenstich während der Ausübung Ihrer beruflichen Tätigkeit zugezogen, ist er also als Betriebsunfall zu bezeichnen, sollten Sie auf jeden Fall eine Laborkontrolle durchführen lassen. Bestehen Sie dabei auf eine erweiterte Laborkontrolle: Es sollte nicht nur der von den Krankenkassen erstattete ELISA-Test (Seite 27) erfolgen, sondern auch der Westernblot (Seite 27) und der Borrelien-Elispot (Seite 28).
Zur Sicherheit empfiehlt sich mindestens zweimal im vierwöchigen Abstand eine Kontrolle.

TIPP
Bewahren Sie nach einem Zeckenstich Ruhe. Beruhigen Sie gegebenenfalls auch Ihr Kind und leiten Sie behutsam die ersten Maßnahmen ein.

Bücher, die weiterhelfen

Batmanghelidj, Fereydoon: Wasser, die gesunde Lösung. VAK

Bocksch, Manfred: Das praktische Buch der Heilpflanzen. blv

Hopf-Seidel, Petra: Krank nach Zeckenstich. Droemer-Knaur

Madejsky, Margret: Lexikon der Frauen-heilkräuter. AT Verlag

Ruland, Jeanne: Krafttiere begleiten Dein Leben. Schirner

Storl, Wolf-Dieter: Borreliose natürlich heilen. AT Verlag

Storl, Wolf-Dieter: Heilkräuter und Zauber-pflanzen zwischen Haustür und Gartentor. AT Verlag

BÜCHER AUS DEM GRÄFE UND UNZER VERLAG

Bichler, Anne / Rüdiger, Margit: Heilent-schlacken

Froböse, Prof. Dr. Ingo: Das neue Rücken-training

Froböse, Prof. Dr. Ingo: Versteckte Krank-heiten

Grasberger, Dr. med. Delia: Autogenes Training (mit CD)

Grillparzer, Marion: Körperwissen

Grünwald, Dr. med. Jörg / Jänicke, Christof: Grüne Apotheke

Haiduk, Vistara H.: Gesichtsdiagnose

Hainbuch, Dr. Friedrich: Progressive Muskelentspannung

Heepen, Günther: Schüßler-Kuren

Heepen, Günther: Schüßler-Salze

Kraske, Dr. med. Eva-Maria: Säure-Basen-Balance

Mannschatz, Marie: Meditation

Mertens, Wilhelm / Oberlack, Helmut: Qigong (mit CD)

Noll, Andreas: Traditionelle chinesische Medizin

Schänzler, Dr. Nicole / Riker, Dr. med. Ulf: Medizinische Fachbegriffe

Schmauderer, Achim: Wirbelsäulengymnastik (mit CD)

Schuster, Jürgen / Kümmerle, Dr. med. Susanne: Der Schlaftrainer

Sommer, Sven: Homöopathie ab 50

Trökes, Anna: Yoga. Mehr Energie und Ruhe (mit CD)

Trökes, Anna / Grunert, Dr. med. Detlef: Das Yoga Gesundheitsbuch

Wacker, Sabine / Wacker, Dr. med. Andreas: Entsäuerungskuren

Wagner, Dr. Franz: Reflexzonen-Massage

Wiesenauer, Dr. med. Markus: Entschlacken mit Homöopathie

Wiesenauer, Dr. med. Markus: Homöopathie Quickfinder

Adressen und Links, die weiterhelfen

ADS Allgäuer Dienstleistungs-Service

Edelweißstraße 5
86825 Bad Wörishofen
info@zeckenuntersuchung.de
www.zeckenuntersuchung.de
• Infos und Preisangaben

Borreliose und FSME Bund Deutschland e. V. (BFBD)

Bundesgeschäftsstelle
In den Rödern 13
D-64354 Reinheim
E-Mail: info@borreliose-bund.de
www.borreliose-bund.de

Bundesverband Zecken-Krankheiten e. V.

Verband der Borreliose-Selbsthilfe
Olgastraße 11
71088 Holzgerlingen
E-Mail: info(@t)bzk-online.de
www.bzk-online.de
• Links zu Beratungsstellen nach Bundesländern und zu Borreliose-Selbsthilfevereinen

Deutsche Borreliose-Gesellschaft e. V.

Am Planetarium 12
07743 Jena
www.borreliose-gesellschaft.de

Liga für Zeckenkranke Schweiz (LIZ)

CH-3000 Bern
E-Mail: info@zeckenliga.ch
www.zeckenliga.ch
• Zahlreiche Links und medizinisches Forum

Selbsthilfegruppe Zeckenopfer

Kaiserstraße 71/1/3/7
A-1070 Wien
E-Mail: info@zecken.or.at
www.zecken.or.at
• Selbsthilfegruppen nach Bundesländern und Patienteninfos in zahlreichen Sprachen

synlab Zeckenlabor Weiden

Zur Kesselschiede 4
92637 Weiden
info@zeckenlabor.de
www.zeckenlabor.de
• Infos, Preisangaben und Karte mit Laboren in ganz Deutschland

www.borreliose.ch
• Internetseiten der Schweizer Borreliose Selbsthilfe

www.contra-borreliose.de
• Links zu Borreliose Foren und Beratungsstellen nach PLZ

www.zeckeninfo.de
• Karte mit Risikogebieten innerhalb Deutschlands

www.zeckenschlinge.de
• Bezugsquelle für Hilfsmittel zur Entfernung von Zecken

www.zeckenwetter.de
• Infos über die Aktivität von Zecken für drei bis sieben Tage im Voraus mit einer speziell entwickelten Karte. Die ständig aktualisierten Prognosen können bereits für einen Großteil Deutschlands erstellt werden.

Sachregister

A

Abtötung, der Bakterien 63
Abwehrmittel 114
Adultes Tier 13
Aktivzeit 15
Ammoniak 15, 73, 107
Antibiotikatherapie 44 f., 81, 120 f.
Antikörper 23, 26 f.
Antioxidanzien-Prozess 43
Anzeichen 22 f., 32
Atmen, bewusstes 70
Auflage 59
Ausleitung der
- Neurotoxine 43 f., 66
- Schwermetalle 65, 78 ff.

B

Bad 61
Bad, zum Ausleiten 62
Bannwarth-Syndrom 34, 120
Basen 47 f., 104 f.
Beifuß s. Einjähriger Beifuß
Blickdiagnostik 26
Blut-Hirn-Schranke 23
Blutsaugen 16
Borrelia burgdorferi 8 f.
Borrelien-Elispot 28
Borrelien-Lymphozytom 30, 33 f.
Borrelien-Serologie 28
Bronchitis 60
Burgdorfer, Willi 14

C

Cadmium 78 f.
CD3-/CD5+Marker 29
Chemikalien 52

Chlamydien 36 f.
Cistus s. Zistrose
Co-Infektion 36, 45, 81

D

Darmfunktionsstörung/
Dysbiose 92 f., 106 ff.
Darmsanierung 106
Diagnosemöglichkeit 26
Dinkel 93
Dunkelfeldmiskroskopie 31

E

Ebstein-Barr-Virus 32
Einjähriger Beifuß 64
Elektroakupunktur (EBV) 32
Elektrosmog 55
ELISA 27
Entsäuerung/Entgiftung
über den Darm 73
über die Haut 72
über die Leber 74
- über die Lunge 69
- über die Nieren 67
Ernährung 91 ff., 95
Ernährung, basische 96 ff.
Erreger 9, 17
Erregeranzucht 30
Erythema migrans s. Wanderröte

F

Fisch 92
Fleisch 92
Flohsamen 74
Freie Radikale 43, 76, 95
Frequenztherapie 108
FSME 14, 18, 80

G

Garten 115
Gelenkschmerzen 33, 60
Gemeiner Holzbock 12
Gifte, chemische 51

H

Hallersches Organ 15 f.
Hashimoto-Thyreoiditis 25, 43
Haustier 114
Herxheimer-Reaktion 46, 63, 87, 90
Hirnhautentzündung s. FSME
Hochrisikogebiet 18
Homöopathie 86 ff.
Homöopathikum
- für den Bauchraum 89
- für den Bewegungsapparat 89
- bei Gelenkschmerzen 90
- für Haut, Haare, Nägel 90
- für den Kopfbereich 89
- bei Symptomen allgemein 88
- bei Symptomen psychisch 87
Husten 60

I / J

Immunantwort 26 ff.
Immunoblot s. Westernblot
Immunreaktion 34
Immunsystem 23, 26 f.
Impfung 14, 80
Infektion/Infektionskrankheit 12,

14, 17, 23
Infektion, chronische 31
Inhalieren 61
Jod 54

K

Kalium 54
Kalzium 52
Karde s. Wilde Karde
Killerzellen 29
Kleidung, richtige 113
Kniegelenkschmerzen 86
Kopfschmerzen 32 f., 60
Körpermilieu 42 ff., 47, 91,
    107
Kräutertee s. Tee
Krankheiten, durch Zecken
    übertragen 38 f.
Krankheitsverlauf 32 ff.

L

Labordiagnostik 26
Labortest 28
Larve 12
Leaky-Gut-Syndrom 107
Lebensraum 15, 113
Leberwickel 73
Lipoprotein 11
Liquoruntersuchung 30

M

Magen-Darm-Beschwerden
    46
Magnesium 52
Maßnahmen, begleitende
    82 ff.
Maßnahmen, erste 120 f.
Mehlwaren 93
Milch/Milchprodukte 92
Milchsäure 15, 73
Milieu s. Körpermilieu

Milieutherapie 43
Milieuveränderung 63, 66
Mineralsalz 83
Müdigkeit 23, 32 f.
Muskelschmerz 33 f.

N

Nachweis, direkter 30
Nahrungsergänzungsmittel
    94
Neuinfektion 18
Neurotoxine 11, 42 ff., 66,
    108 f.
Nymphe 13

O/P

Öle 94
Organuhr, chinesische 77
PCR (Polymerasekettenreak-
    tion) 31
Pestizide 43
Pfeiffersches Drüsenfieber
    32
Photonentherapie 109
Phytopharmaka 57
Phytotherapie 63 ff.
Pinzette 119
Prophylaxe 111 ff.

R

Risiko 17, 112 f., 116 f., 119
Risikofaktoren 45
Risikogebiete 18
Risikogruppe 17

S

Salz Nr. 1, Calcium fluora-
    tum 84
Salz Nr. 2, Calcium phos-
    phoricum 84
Salz Nr. 3, Ferrum phospho-

ricum 85
Salz Nr. 5, Kalium phospho-
    ricum 85
Salz Nr. 7 Magnesium phos-
    phoricum 85
Salz Nr. 11, Silicea 86
Salzsäure 49
Säuren 47 ff., 104 f.
Schlafstörung 76 f.
Schüßler-Salze 83
Schutz, antioxidativer 52
Schwermetall 43
Selen 54
Spirochäten 9
Strahlung 43
Stress 32, 42 f., 66
Stresshormon 43, 49
Symptom 24 f.

T

Tee 57 f., 69, 75
Testverfahren, alternative 32
Therapie, ganzheitliche 62 ff.
-, naturheilkundliche 56
Titer 17, 44
Trinkwasser 51 f., 69

U

Übersäuerung 46 ff., 91
- Wochenprogramm gegen 80
Übertragung/Überträger 9,
    12 f.
Umweltbedingung 10 f.
Umweltbelastung 47
Umweltgifte 32, 66, 78

V/W

Vermehrungszyklus 11
Wanderröte 23, 33
Westernblot 27
Wilde Karde 64

Wirt 9, 15 ff.

Y/Z
Zeckenhaken 119
Zeckenkarte 119
Zeckenprophylaxe 115

Zeckenschlinge 117
Zeckenzange 118
Zink 54
Zistrose 65, 79

Heilmittelregister

A
Acidum nitricum 89
Acidum phosphoricum 88
Ackerschachtelhalm 68
Alge 79
Aloe Vera 59
Artischocke 74

B
Basensalz 50, 60
Bärlauch 59, 79
Berberitze 79
Birkenblätter 66, 68
Boldebaum 75
Bockshornklee 60
Braunwurz 79
Brennnessel 58 f., 68
Bryonia 90

C
Calcium fluoratum (Schüß-
  ler-Salz Nr. 1) 84
Calcium phosphoricum
  (Schüßler-Salz Nr. 2) 84
Chamomilla 89
Cocculus 88
Colocynthis 89

E
Eichenrinde 61
Einjähriger Beifuß 64

F
Fenchel 75

Ferrum phosphoricum 90
Ferrum phosphoricum
  (Schüßler-Salz Nr. 3) 85
Frauenmantel-Kraut 61

G
Giersch 59
Goldrute 59, 68
Gundelrebe 79

H
Hauhechel 59, 68
Hepar sulfuris 90
Himalajasalz 50, 60
Hypericum 90

K
Kalium phosphoricum 88
Kalium phosphoricum
  (Schüßler-Salz Nr. 5) 85
Kamille 61 f.
Katzengamader 79
Knoblauch 79
Kohlblätter 61
Koriander 79

L
Ledum 90, 114
Löwenzahn 58, 68, 75
Lycopodium 90

M
Magnesium phosphoricum
  88, 90

Magnesium phosphoricum
  (Schüßler-Salz Nr. 7) 85
Majoran 79
Malvenblüte 61
Mariendistel 58 f., 74
Meerrettich 60
Myrte 62

O/P
Okoubaka 89
Öle, ätherische 61
Pfefferminze 75
Phosphorus 89
Pulsatilla 88

Q/R
Queckenwurzel 68
Rechtsregulat 60
Ringelblume 58, 61

S
Salbei 62
Schafgarbe 58, 68
Silicea 90
Silicea (Schüßler-Salz Nr.
  11) 86
Sulfur 90

W/Z
Walnuss 58, 79
Wilde Karde 64, 66, 121
Zincum metallicum 88
Zistrose 65, 79

Impressum

Projektleitung: Nikola Hirmer

Lektorat: Rita Maria Güther

Layout: independent Medien-Design (Horst Moser)

Korrektorat: Claudia Kohnle

Herstellung: Petra Roth

Satz: Christopher Hammond

Reproduktion: Repro Ludwig, Zell am See

Druck: Firmengruppe APPL, aprinta druck, Wemding

Bindung: Firmengruppe APPL, sellier druck, Freising

ISBN 978-3-8338-2051-9

1. Auflage 2011

Die GU-Homepage finden Sie im Internet unter www.gu.de

GRÄFE UND UNZER

Ein Unternehmen der
GANSKE VERLAGSGRUPPE

Bildnachweis

Cover: Kai Stiepel

Rezeptbilder/Fotoproduktion: Carsten Eichner

Weitere Fotos: Agentur Focus: S. 12, S. 15; Corbis: S. 2, S. 8, S. 42; F1 online: S. 64, S. 94; Florapress: S. 88; Getty: U2, S. 3, S. 31, S. 40, S. 47, S. 56, S. 62, S. 112; Imago: S. 119; Jan Schmiedel: S. 82; Jump: U4 (linkes und rechtes Foto); Laif: S. 89; Mauritius: S. 3, S. 6, S. 17, S. 22, S. 32, S. 65, S. 69, S. 74, S. 110, S. 116; Nicolas Olonetzky: S. 71; Sciencefoto: S. 10, S. 64, S. 90

Foto auf S. 34: Abbildung aus ANTIBIOTIKA MONITOR tom XXI 3/2005 G. Stanek ZECKEN – HABITAT, mit freundlicher Genehmigung von Hasel Druck & Verlag GMBH, Wien

Illustration auf S. 77: Therrence Whelan

Syndication: www.jalag-syndication.de

Umwelthinweis

Dieses Buch wurde auf chlorfrei gebleichtem Papier gedruckt. Um Rohstoffe zu sparen, haben wir auf Folienverpackung verzichtet.

Wichtiger Hinweis

Die Gedanken, Methoden und Anregungen in diesem Buch stellen die Meinung bzw. Erfahrung der Verfasserin dar. Sie wurden von der Autorin nach bestem Wissen erstellt und mit größtmöglicher Sorgfalt geprüft. Sie bieten jedoch keinen Ersatz für persönlichen kompetenten medizinischen Rat. Jede Leserin, jeder Leser ist für das eigene Tun und Lassen auch weiterhin selbst verantwortlich. Weder Autorin noch Verlag können für eventuelle Nachteile oder Schäden, die aus den im Buch gegebenen praktischen Hinweisen resultieren, eine Haftung übernehmen.

Unsere Garantie

Mit dem Kauf dieses Buches haben Sie sich für ein Qualitätsprodukt entschieden. Wir haben alle Informationen in diesem Ratgeber sorgfältig und gewissenhaft geprüft. Sollte Ihnen dennoch ein Fehler auffallen, bitten wir Sie, uns das Buch mit dem entsprechenden Hinweis zurückzusenden. Gerne tauschen wir Ihnen den GU-Ratgeber gegen einen anderen zum gleichen oder zu einem ähnlichen Thema um.

Ein Unternehmen der
GANSKE VERLAGSGRUPPE

Liebe Leserin und lieber Leser,

wir freuen uns, dass Sie sich für ein GU-Buch entschieden haben. Mit Ihrem Kauf setzen Sie auf die Qualität, Kompetenz und Aktualität unserer Ratgeber. Dafür sagen wir Danke! Wir wollen als führender Ratgeberverlag noch besser werden. Daher ist uns Ihre Meinung wichtig. Bitte senden Sie uns Ihre Anregungen, Ihre Kritik oder Ihr Lob zu unseren Büchern. Haben Sie Fragen oder benötigen Sie weiteren Rat zum Thema? Wir freuen uns auf Ihre Nachricht!

GRÄFE UND UNZER VERLAG
Leserservice
Postfach 86 03 13
81630 München

Wir sind für Sie da!
Montag–Donnerstag: 8.00–18.00 Uhr
Freitag: 8.00–16.00 Uhr
Tel.: 0180 - 5005054*
Fax: 0180 - 5012054*
E-Mail: leserservice@graefe-und-unzer.de

*(0,14 €/Min. aus dem dt. Festnetz,
 Mobilfunkpreise maximal 0,42 €/Min.)

Neugierig auf GU?
Jetzt das GU Kundenmagazin und die GU Newsletter abonnieren.

Wollen Sie noch mehr Aktuelles von GU erfahren, dann abonnieren Sie unser kostenloses GU Magazin und/oder unseren kostenlosen GU-Online-Newsletter. Hier ganz einfach anmelden:
www.gu.de/anmeldung